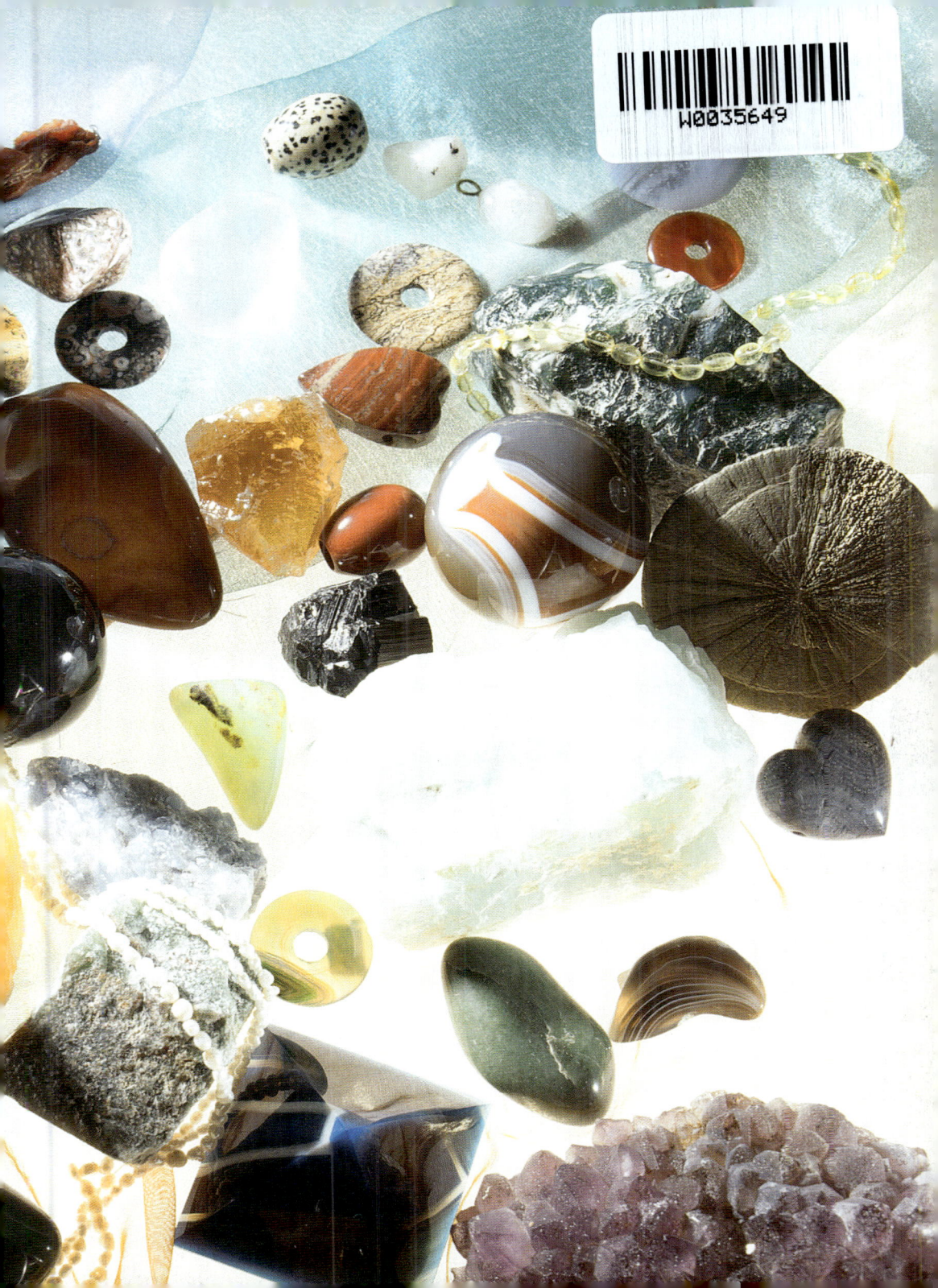

Dorothea Zimmer

Akupressur mit Heilsteinen

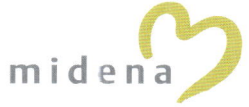

Inhalt

Akupressur mit Edelsteinen für Körper und Seele 84

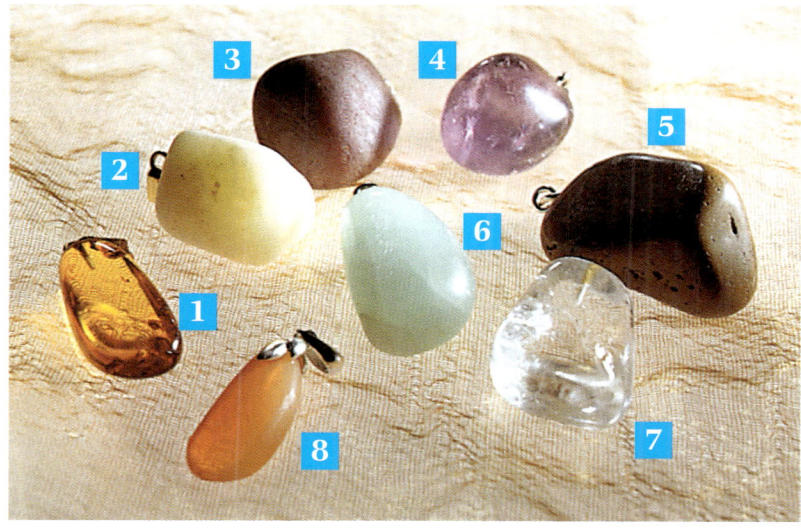

Folgende Edelsteine liegen diesem Buch als Anhänger bei: Bernstein (1), Aquamarin (2), Rubin (3), Amethyst (4), Jaspis (5), Jade (6), Bergkristall (7), Feueropal (8).

Einleitung

In jedem von uns schlägt ein lautloser Rhythmus von vollkommener Harmonie, der absolut individuell und einzigartig ist. Die moderne Wissenschaft hat nachgewiesen, dass der Atemrhythmus und der Herzschlag eines Neugeborenen so sicher seine Individualität verraten wie sein Fingerabdruck. Dieser Rhythmus ist unsere Lebensenergie: jene Energie, die auf bestimmten Bahnen – Meridianen – in unserem Körper zirkuliert, sich in Chakren und in Akupressur-Punkten, die wie Schaltstellen wirken, konzentriert und durch Massage dieser Stellen gefördert werden kann.

Unsere Lebensenergie kann durch Akupressur gefördert werden.

Durch Hochfrequenz-Apparate und so genannte Restlichtverstärker kann diese Energie als Licht sichtbar gemacht werden. Dieses Licht ähnelt Laserstrahlen, und jede lebendige Zelle sendet es aus. Offenbar transportiert es wesentliche Informationen, die Kommunikation, Ordnung und Harmonie in unserem Organismus unterstützen. Auch in Edelsteinen wird dieses Licht beobachtet. Ihre Energie, die Schwingung ihrer Farben, ihre Fähigkeit, Informationen zu transportieren, die in der Informationsindustrie längst genutzt wird, haben heilende Kraft, die wir heute wiederentdecken.

Schon in den ältesten Kulturen besaß der Bergkristall eine besondere Bedeutung – aufgrund seiner Klarheit und Reinheit glaubte man lange Zeit, in ihm habe sich das ewige Eis versteinert.

Unser Körper schwingt

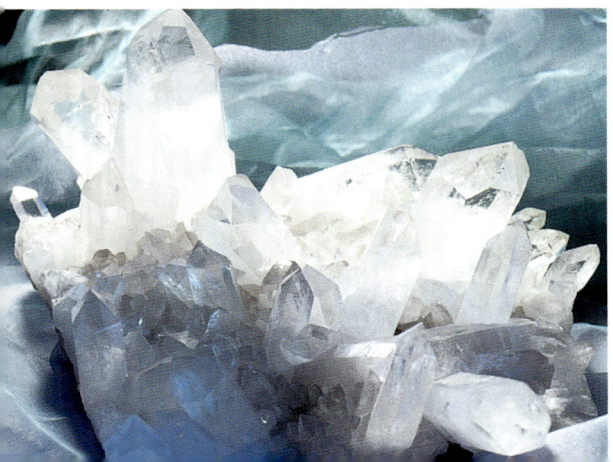

In jeder Sekunde sterben etwa zehn Millionen Körperzellen ab und müssen mit äußerster Präzision durch neue ersetzt werden. Wenn sich in unserem Darm beispielsweise die Wachstumsrate der Zellen nur um ein Prozent erhöhen würde, würden wir in wenigen Tagen an Darmverschluss sterben. Mit unserem Auge können wir zehn Millionen verschiedene Farbschattierungen erkennen – die Moleküle in den Farbrezeptoren unserer Netzhaut vibrieren dafür etwa 500 Billionen Mal pro Sekunde. Das ist mehr als alle Meereswellen zusammen, die in den letzten zehn Millionen Jahren an sämtliche Küsten dieser Erde geschlagen sind. Unser Trommelfell vibriert mit einer Amplitude von einem hundertmilliardstel Zentimeter, dem zehnfachen Durchmesser des kleinsten Atoms.

All diese feinsten Schwingungen und energetischen Informationen müssen unentwegt aufeinander abgestimmt und korrigiert werden – ein gigantisches Orchester. Mit unserer Art zu leben können wir dies unterstützen – oder auch stören, bis sich die Misstöne unüberhör- und unübersehbar als Krankheiten manifestieren.

Wissenschaftler an der Universität von Kalifornien in Los Angeles, die sich mit diesen energetischen Schwingungen lebendiger Organismen seit langem beschäftigen, bezeichnen deswegen Gesundheit nicht mehr als Abwesenheit von Krankheit, sondern als »voller Licht sein«.

Die Akupressur mit Edelsteinen ist keine mystische Geheimwissenschaft. Jeder kann diese wunderbare Methode anwenden und von ihr profitieren.

Öffnen Sie sich neuen Möglichkeiten

Die wunderbaren Möglichkeiten der Akupressur mit Edelsteinen kann jeder nutzen. Sie müssen kein mystisch veranlagter Mensch sein, um die Wirkung dieser Heilmethode an sich selbst zu erfahren. Viele der beschriebenen Zusammenhänge können heute schon naturwissenschaftlich nachgewiesen werden. Seien Sie einfach neugierig. Schaden kann Ihnen diese Methode nicht. Sie dürfen sie allerdings nicht zum Allheilmittel hochstilisieren, das andere Schritte überflüssig macht – etwa einen Arztbesuch bei ernsthafteren gesundheitlichen Störungen.

Offenheit und Neugier haben Menschen zu allen Zeiten den Schritt ins Unbekannte gehen lassen, dafür sind sie oft verhöhnt und verfolgt worden. Jeder von uns weiß, wie gerne wir an Altem, Bekanntem kleben und dass das Unbekannte uns Angst macht, weil es unsere scheinbare Sicherheit bedroht. Glücklicherweise ist die evolutionäre Kraft des Lebens jedoch stärker als unsere Angst vor Fremdem. Würde sich die Geschichte nach denen richten, die vor Neuem warnen und es verspotten und bekämpfen, lebten wir heute noch auf den Bäumen.

»Der Körper ist das Tor zur Seele«, sagt man. Und: »Wenn du dich selbst finden willst, beginne mit deinem Körper.« Je sensibler Sie für die Botschaften Ihres Körpers werden, desto mehr werden Methoden wie Akupressur mit Edelsteinen Ihrer Gesundheit, Ihrem Wohlbefinden und Ihrer Ausstrahlung zu Gute kommen. Deswegen möchte ich Sie ermutigen, ein neues Gefühl für Ihren Körper zu entwickeln und Ihr Körperbewusstsein zu schulen. Wenn Sie Edelsteine auswählen, mit ihnen meditieren, sie zur Massage oder Akupressur verwenden, tun Sie dies alles mit so viel Achtsamkeit wie irgend möglich. Nehmen Sie die Botschaften Ihres Körpers wahr und ernst. Vielleicht sind sie zunächst sehr zart, und es macht Ihnen Mühe, sie zu erspüren. Doch haben Sie Geduld. Mit einiger Übung werden Sie bald ein feineres Gefühl für die Signale Ihres Körpers bekommen.

Lernen Sie die Signale Ihres Körpers zu deuten. Dies ist ein erster Schritt zu einer besseren Intuition.

Verfeinern Sie Ihre Intuition

Eine gute Intuition ist ein Geschenk, das Ihnen niemand jemals wieder rauben kann. Wahrscheinlich haben Sie schon oft gedacht: »Hätte ich damals bloß auf meine Intuition vertraut.« Menschen, die erfolgreich sind und Außergewöhnliches leisten, haben den Mut und das Vertrauen, ihre Intuition und schöpferische Kraft zu achten und ihrer inneren Führung zu folgen. Vielleicht ist es auch bei Ihnen an der Zeit, Ihrer inneren Stimme mehr Aufmerksamkeit zu schenken. Mit dem Kauf dieses Buches haben Sie schon einen Anfang gemacht.

Energie unserer Ernährung

Zu einem guten Körperbewusstsein gehört auch gesunde Ernährung. Wissenschaftler untersuchen heute die Zellen von Pflanzen und Tieren, die wir essen, auf von ihnen ausgehende Energie hin: so genannte Biophotonen. Es wurde festgestellt, dass diese Energie durch Resonanz mit unseren körpereigenen Biophotonen auf unseren Organismus übertragen wird. Daraus wurde geschlossen, dass Gesundheit und Frische und damit die Energie von Gemüse, Früchten und Tieren wesentlich sind für unsere Ernährung. Diese Eigenschaften verbessern die Ordnung, die Harmonie und den freien Energiefluss unseres eigenen Systems. Denn wir »essen« die gesamte Lebensinformation der Pflanze oder des Tieres. Auf diese Weise können wir die Dynamik unseres Organismus auch durch gesunde Ernährung unterstützen. Wenn wir hingegen Nahrungsmittel zu uns nehmen, die durch Pestizide, lange Lagerung oder nicht artgemäße Tierhaltung minderwertige Energie enthalten, können wir unseren Energiehaushalt nachhaltig stören.

Beim Schulen Ihrer Intuition kann Ihnen die Akupressur mit Edelsteinen unschätzbare Dienste leisten. Je freier Ihre Energie fließen darf, desto mehr Lebensqualität werden Sie auf vielen Ebenen erfahren. Durch die Akupressur ist es möglich, konkrete Beschwerden und Schmerzen zu lindern. Vor allem aber können Sie mit dieser Methode Zugang zu Ihrer ureigenen Quelle der Lebendigkeit, Weisheit und Kraft finden. Nutzen Sie diese Energie. Sie wird Ihnen Selbstvertrauen und Gelassenheit schenken, Sie werden vitaler, attraktiver und kreativer. Werden Sie MeisterIn Ihres Lebens!

Dorothea Zimmer

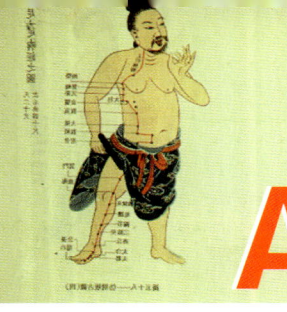

Auf den Punkt kommen mit Akupressur

Akupressur ist eine uralte Methode, die zur Linderung von Schmerzen, zum Heilen von Krankheiten und einfach nur zum Entspannen angewandt wurde. Die Technik stammt aus Asien, und es gibt verschiedene Schulen, die jedoch alle auf dem gleichen Prinzip basieren: Nur wenn die Energie im Körper ungehindert fließen kann, ist der Mensch gesund. In diesem Kapitel werden zunächst die Grundlagen der chinesischen Medizin erläutert – die Basis für die Akupressur. Danach werden zwei Methoden aus Japan beschrieben, die aus der gleichen Philosophie hervorgegangen sind: Shiatsu und Jin Shin Jyutsu.

Eine Jahrtausende alte Methode

Der Name Akupressur kommt aus dem Lateinischen: »Acus« heißt »Spitze, Nadel, Punkt«, und »pressare« bedeutet »drücken«. Akupressur bezeichnet also die Technik, den Punkt zu drücken.

Akupressur wird manchmal auch Druckpunkt-Massage genannt.

Dieses Heilverfahren ist wahrscheinlich eines der ältesten der Menschheit überhaupt und wurde, soweit wir wissen, zuerst in China praktiziert. Das wichtigste Werk der Traditionellen Chinesischen Medizin, der »Innere Klassiker des gelben Fürsten«, gilt als Fundament für Akupunktur und Akupressur sowie für die gesamte chinesische Gesundheitspflege. Es wird dem legendären Fürsten Huangdi zugeschrieben, der im dritten Jahrtausend vor unserer Zeitrechnung gelebt haben soll. Auch archäologische Funde belegen, dass die Technik der Akupressur in China bereits vor über 5000 Jahren ausgeübt wurde.

In China und Japan wurde die Technik der Akupressur zu einer wahren Kunst weiterentwickelt. Man stellte fest, dass ihre Wirkung nicht lokal begrenzt ist und nicht nur körperliche Schmerzen damit zu behandeln sind. Es existiert ein geheimnisvoller Zusammenhang zwischen allen Organen und Körperteilen, der Psyche und einem System von Energieleitbahnen, Energiezentren und -punkten, welche im Mittelpunkt der Akupressur und der Akupunktur stehen. Es gibt viele Systeme der Akupressur. Alle haben verschiedene Schwerpunkte, basieren aber auf der gleichen Sicht des Körpers und haben darum einen gemeinsamen Schatz an Akupressur-Punkten. Im Folgenden erhalten Sie einen kleinen Überblick und Einblick in diese faszinierenden Heiltraditionen. Sie werden erkennen, dass Akupressur mehr ist als mechanisches

Die Körperleitbahnen nennt man Meridiane oder Nadis. Die Energiezentren werden als Chakren bezeichnet.

Drücken. Wenn sich Ihnen neue Zusammenhänge erschließen und Sie Ihr Körperbewusstsein verfeinern, erweitern sich auch Ihre Möglichkeiten, die Akupressur anzuwenden.

Akupressur in der chinesischen Medizin

Das ausgereifteste System, das der Akupressur zu Grunde liegt, hat die Traditionelle Chinesische Medizin (TCM) entwickelt. Dort wird der menschliche Körper nicht nur auf der Grundlage von Anatomie und Molekularbiologie betrachtet, wie dies im Westen der Fall ist. Die TCM beschreibt den Organismus als Netzwerk von Funktionskreisen und Energieleitbahnen, die in ständiger dynamischer und ausgeglichener Beziehung und Bewegung miteinander bleiben müssen, damit der Mensch gesund ist und sich wohl fühlt. Störungen und Blockaden in diesem Fluss machen krank. Wenn Sie mit Ihren gesundheitlichen Problemen einen chinesischen Arzt aufsuchen, würde er Sie vielleicht fragen: »Was hat Sie aus Ihrem Gleichgewicht gebracht?« Ihre Beschwerden und Ihre Krankheitsgeschichte würden ihn weniger interessieren als Ihre

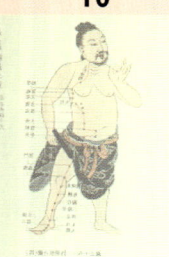

Lebensumstände, Ihre Gewohnheiten, Ihr soziales Umfeld, Ihre Gefühlslage. Er würde sich an verschiedenen Merkmalen Ihres Äußeren orientieren, an Ihrer Stimme und Ihrem Geruch, an dem, was er über Ihre Haut erfühlen könnte, und an Ihrem Puls. Ein erfahrener Arzt kann beim Pulsfühlen mehr als 30 Eigenschaften unterscheiden und so Indizien für den Zustand der Organe sammeln. Er würde Ihnen Fragen über Ihr Leben stellen und Ihnen möglicherweise sagen, dass Sie durch die Disharmonie in Ihrem Alltag geschwächt und anfällig seien für krank machende Einflüsse.

Auch wenn die Methode zunächst irritieren mag – die Schlüsse, die ein chinesischer Arzt nach seiner Untersuchung zieht, treffen verblüffend genau zu.

Lebensfreude – Gesundmacher Nummer eins

Die chinesische Medizin kennt verschiedene solcher Einflüsse, die krank machen. Da sind zum Beispiel diejenigen, die aus dem Menschen selbst kommen. Dabei geht es vor allem um Emotionen: Angst, Sorge, Ärger, Wut oder übermäßige Trauer. Wie sieht es damit in Ihrem Leben aus? Bereitet Ihnen vielleicht eine enge Beziehung zum Partner, zu einem Kollegen oder zum Chef Probleme? Unterdrücken Sie ständig Ihre Wut, leben in fortwährender Angst, Ihren Job zu verlieren, oder machen sich verrückt mit Eifersucht? Auch soziale Einsamkeit oder mangelnde Kommunikation können Ihren Energiefluss erheblich blockieren und Disharmonie in Körper und Seele hervorrufen. Vielleicht ist es ein grundsätzlicher Mangel an Lebensfreude und kreativem, spielerischem Selbstausdruck, der Ihre Gesundheit beeinträchtigt? Möglicherweise sind in Ihrem Leben auch die Phasen von Aktivität und Ruhe unausgeglichen, und Sie leiden unter zu viel Stress?

Ein Leben in Harmonie mit der Familie ist ein wesentlicher Faktor für gesundheitliches Wohlergehen.

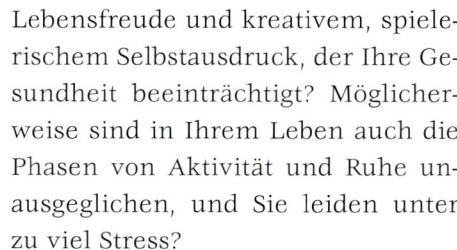

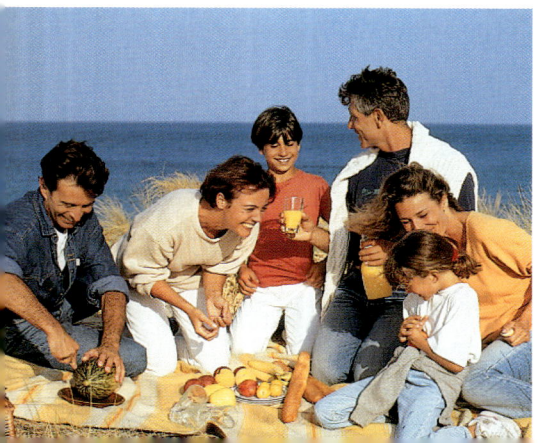

Falsche Ernährung kann ebenfalls krank machen. Das muss nicht heißen, dass Sie kein Fleisch oder nur Vollkornprodukte essen dürfen. Aber ein chinesischer Arzt würde Ihnen vielleicht Lebensmittel verordnen, die Ihnen mehr Wärme zuführen, etwa Ingwertee, Hühnerbrühe oder gedünsteten Fisch. Oder er würde Ihnen sagen, dass Rohkost für Sie persönlich zur Zeit gar nicht gut ist, weil Sie beispielsweise an einer Milzschwäche leiden.

Zu den äußeren Einflüssen, die die Gesundheit beeinträchtigen können, zählt die chinesische Medizin vor allem ein Übermaß an den fünf Energien Kälte, Wind, Trockenheit, Wärme und Nässe. Sie können einzeln wirken oder auch in Verbindung miteinander, zum Beispiel als nasse Kälte oder trockener Wind. Jede dieser Energien wird einer Jahreszeit zugeordnet: Der Wind dem Frühling, die Wärme dem Sommer, die Nässe dem Spätsommer und Frühherbst, die Trockenheit dem Spätherbst und die Kälte dem Winter. Sich vor einem Zuviel dieser Umweltenergien zu schützen, gehört mit zu den wichtigsten Regeln der Gesundheitsvorsorge im Reich der Mitte.

Die östliche Philosophie verstehen

Die Harmonisierung von aus dem Gleichgewicht Geratenem, die Integration von Gegensätzen, im Chinesischen Yin und Yang genannt, stehen im Zentrum der chinesischen Heilkunst. Die Lehre von den Entsprechungen zwischen so genannten Wandlungsphasen und den Funktionskreisen, welche Organe, Körperteile, Geschmacksrichtungen, Farben und Emotionen einschließen, ist für das westliche Verständnis zunächst etwas fremd. Fängt man jedoch an, die Entsprechungen zu verstehen, ist es sehr hilfreich, eigene gesundheitliche Störungen in größeren Zusammenhängen zu betrachten und nach Möglichkeiten der Selbstheilung Ausschau zu halten.

Yin und Yang stehen für Gegensätze, die sich gegenseitig bedingen. Nur wenn sie sich im Gleichgewicht befinden, besteht Harmonie, also auch Gesundheit.

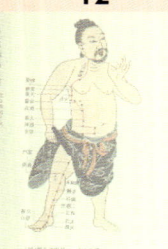

Die fünf Elemente und Phasen der Wandlung

Die Chinesen gehen von so genannten Wandlungsphasen aus, welche die fünf Elemente zur Grundlage haben: Holz, Feuer, Erde, Metall und Wasser. Mit den Wandlungsphasen werden die Prozesse der Natur in fünf zyklischen, ineinander übergehenden Phasen beschrieben. Den Zusammenhang dieser Naturkräfte untereinander kann man sich so verdeutlichen:

➡ Holz nährt Feuer – man braucht Holz, um Feuer anzuheizen.

➡ Feuer nährt Erde – Asche düngt und bereichert die Erde.

➡ Erde nährt Metall – Metalle entstehen in der Erde.

➡ Metall nährt Wasser – Mineralstoffe finden sich in allen natürlichen Wassern.

➡ Wasser nährt Holz – Wasser wird benötigt, damit Holz wachsen kann.

Die fünf Elemente sind Holz, Feuer, Erde, Metall und Wasser.

Holz entspricht dem Keimen, dem Wachsen und strebt zur Entfaltung, Dynamik, Bewegung. Feuer richtet sich nach oben, wirkt aber auch auf Holz und verbrennt es. Die Asche geht in die Erde ein und nährt sie. Die Erde bringt die Metalle Gold, Silber und Erze (und Edelsteine) hervor. Minerale nähren auch das Wasser, welches wiederum für Wachstum benötigt wird, zum Beispiel von Holz.

Die Beziehungen sind sogar noch komplexer, da es Kontrollmechanismen gibt, die Probleme machen können:

➡ Holz kontrolliert Erde – das Roden von Wäldern verursacht Erdrutsche.

➡ Feuer kontrolliert Metall – Feuer kann Metall schmelzen.

➡ Erde kontrolliert Wasser – Erde saugt Wasser auf.

➡ Metall kontrolliert Holz – mit Axt oder Säge wird Holz zerkleinert.

➡ Wasser kontrolliert Feuer – indem es Feuer auslöscht.

Diese Wandlungsphasen oder Elemente, die den Jahreszeiten entsprechen, stehen in Zusammenhang mit bestimmten Funktionskreisen des Organismus. Bei ihnen finden sich diese Gedanken von Aktivität und Stofflichkeit, Dynamik, Ruhe und wechselseitige Beeinflussung wieder.

Die Funktionskreise

Als Funktionskreise bezeichnet die chinesische Medizin ein komplexes Ordnungssystem im menschlichen Organismus. Es wirkt immer auf harmonischen Ausgleich und Stabilität hin und erfüllt durch eine dynamische Selbstregulation von der Geburt bis zum Tod seine Aufgaben. Jeder Funktionskreis ist eine Einheit von Körper, Geist und Seele. Die inneren Organe werden als Funktionsträger betrachtet. Zu jedem Funktionskreis gehören zwei Organe: ein Voll- oder Speicherorgan und ein zugeordnetes Hohlorgan. Die Vollorgane dienen der Bildung und Speicherung wichtiger Substanzen, die Hohlorgane ihrer Aufnahme, Aufspaltung und Ausscheidung. Die Energiebahnen der Meridiane bilden das Grundgerüst der Funktionskreise, so gibt es zum Beispiel den Nieren-Meridian, den Magen-Meridian usw. Weiterhin sind jedem Funktionskreis bestimmte Konstitutionstypen zugeordnet. Diese sind sozusagen in Reinform beschrieben, in Wirklichkeit handelt es sich oft eher um Tendenzen, die man an sich beobachten kann. Es gibt fünf Funktionskreise:

Die fünf Funktionskreise umfassen jeweils Körper, Geist und Seele.

➡ Leber – Gallenblase
➡ Herz – Dünndarm
➡ Lunge – Dickdarm
➡ Milz/Pankreas – Magen
➡ Niere – Blase

In der Tabelle auf Seite 14 ist dargestellt, welche Körperteile, Körpersäfte, Emotionen, Farben und Geschmäcker den einzelnen Funktionskreisen zugeordnet werden. In der folgenden ausführlichen Beschreibung finden Sie vielleicht einen Hinweis, welchem Konstitutionstyp Sie selbst entsprechen.

Die Funktionskreise

Vollorgan	Leber	Herz	Milz	Lunge	Niere
Hohlorgan	Gallenblase	Dünndarm	Magen	Dickdarm	Blase
Element	Holz	Feuer	Erde	Metall	Wasser
Jahreszeit	Frühling	Sommer	Zwischen- phasen	Herbst	Winter
Körperteile	Augen Sehnen Muskeln Nerven	Zunge Adern	Lippen Binde- gewebe	Nase Haut	Ohren Haare Knochen Zähne
Körpersäfte	Tränen	Schweiß	Speichel	Schleim	Urin
Emotion	Zorn	Freude	Sorge Nachdenken	Trauer	Angst
Tugend	Güte	Liebe	Vertrauen	Mut	Sanftheit
Farbe	grün	rot	gelb	weiß	blau-schwarz
Geschmack	sauer	bitter	süß	scharf	salzig
Schaden durch	zu viel laufen	zu viel lesen	zu viel denken	zu viel liegen	zu viel stehen

Leber – Gallenblase

Der »Feldherr« unter den Organen ist die Leber. Von ihr geht die Initiative aus, der Antrieb. Sie steht für Bewegung, Entfaltung des Willens und Steuerung der Lebensenergie. Der Funktionskreis entspricht dem Holzelement und dem Frühling, welcher Kraft und dynamisches Wachstum symbolisiert. Die Leber ist Speicherorgan für das Blut, verantwortlich für seine Regulierung und seine Fließeigenschaften. Sie bewegt Ihre Lebensenergie und fördert Wachstum und Impulse, um Körperfunktionen in Gang zu setzen. Wenn Sie eine schwache Leber haben, sind Sie zum Beispiel ständig müde und kommen morgens schwer aus dem Bett.

In diesem Funktionskreis befinden sich zudem Ihr kreativer Ausdruck, Ihre Fähigkeit, Eindrücke zu verarbeiten und Ihre Zukunft zu planen. Die Augen, die beweglichsten Sinnesorgane, sind direkt mit der Leber verbunden, sie sind das Tor zur Leber. Auch die Nerven und unsere Gefühlswelt werden von diesem Funktionskreis aus reguliert.

Das zugehörige Hohlorgan ist die Gallenblase. Bei einer Schwäche der Gallenblase, sagen die Chinesen, zeigt sich oft auch eine Schwäche, Entscheidungen zu fällen.

Zu jedem Funktionskreis gibt es einen Meridian. Mehr dazu erfahren Sie ab Seite 19.

Störungen bei geschwächtem Funktionskreis Schwindelzustände, Muskelkrämpfe, Neuralgien, Kopfschmerzen, prämenstruelles Syndrom, gerötete und tränende Augen, Durchblutungsstörungen, Sehnenscheidenentzündungen, Verdauungsstörungen, Stoffwechselerkrankungen.

Konstitutionstyp Kräftig, energisch, zielstrebig, realistisch, großes Selbstvertrauen, reizbar, dynamisch, manchmal ungerecht und dominant.

Herz – Dünndarm

Der Sommer, die Wärme und das Feuerelement sind dem Herzen zugeordnet. Vom Herzen gehen die Richtlinien für Ihr Handeln aus. Als »Kaiser« der Organe hat es dafür zu sorgen, dass Sie sich

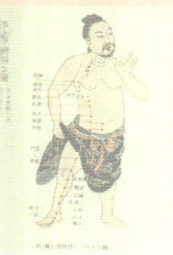

im richtigen Augenblick aktiv verhalten und darstellen. Freude ist die Lebensäußerung dieses Funktionskreises. Das Herz beherbergt den Geist, das Bewusstsein, Schlafen, Denken und Gedächtnis. Es ist das Zentrum des Blutes, des Gefäß- und Kreislaufsystems. Die Zunge als Sprachorgan ist das Tor zum Herzen. Wie der Volksmund sagt: Wenn das Herz voll ist, läuft der Mund über!

Der Dünndarm hat die Aufgabe der Verdauung und der Trennung von Verwertbarem und Abfällen. Auf der übertragenen Ebene hat er auch Ihre unverdauten Eindrücke und unerledigten Erinnerungen zu speichern.

Störungen bei geschwächtem Funktionskreis Herz- und Kreislauferkrankungen wie zu niedriger oder zu hoher Blutdruck, Schlafstörungen, Konzentrationsmangel, nächtliche Schweißausbrüche, Sprachstörungen wie Stottern, Abgrenzungsprobleme, Schreckhaftigkeit.

Konstitutionstyp Lebhaft, aktiv, sprunghaft, humorvoll, kontaktfreudig, gute Konzentrations- und Merkfähigkeit, entschlussfreudig.

Die Konstitutionstypen treten meist nicht in Reinform auf. Doch oft ist ein Typ erkennbar ausgeprägter als die anderen.

Lunge – Dickdarm

Reize wirken in vielfältiger Weise auf den Menschen ein, treffen auf seine Oberfläche und müssen nach innen gelangen. Dazu gehören zum einen Sauerstoff und andere direkte Umweltreize, aber auch die Kommunikation mit der Umwelt wird dazu gezählt. Gegen krank machende Reize wehrt sich der menschliche Organismus, er bildet eine schützende Barriere. Der funktionelle Bereich, der diese Aufgabe wahrnimmt, ist die Lunge. Sie ist der »Minister« unter den Organen. Sie prägt den Rhythmus Ihres Atmens und mit ihm die Ordnung aller Körperrhythmen.

Da er zuständig ist für die Oberflächen des Körpers, beherrscht dieser Funktionskreis auch die Haut und die Schleimhäute. Der Lungen-Funktionskreis öffnet sich in die Nase – die das Tor zur

Lunge bildet – und ist mit allen Vorgängen verbunden, die mit der Atmung zu tun haben. Durch die Nase steht die Geruchsempfindung in enger Beziehung zur Lunge. Haut und Haare gehören ebenfalls zu diesem Funktionskreis. Im emotionalen Bereich kann die Aufnahmebereitschaft von außen zu einem erhöhten sozialen Verständnis führen, sie birgt aber auch die Gefahr, den eigenen Rhythmus durch Überlagerung von Fremdeinflüssen zu zerstören. Von den Geschmacksrichtungen wirkt das Scharfe am deutlichsten an der Oberfläche. Scharfes kann Hitze produzieren und einen in Schweiß ausbrechen lassen. Keine andere Geschmacksempfindung hat diese Oberflächenwirkung.

Das zugeordnete Hohlorgan ist der Dickdarm, der die festen Nahrungsbestandteile transportiert, ihnen das restliche Wasser entzieht und schließlich das, was sich vom Organismus trennen soll, zur Ausscheidung bringt.

Störungen bei geschwächtem Funktionskreis Erkrankungen der Atemwege wie Asthma, Schnupfen oder Husten, Hauterkrankungen wie Neurodermitis oder Schuppenflechte, Erschöpfungszustände, Probleme mit dem Verdauungstrakt wie Verstopfung oder Colitis ulcerosa.

Konstitutionstyp Introvertiert, verschlossen, groß und schlank, knöchern, auffallend hervortretende Nasenpartie, emotional ständig zwischen Hochs und Tiefs wechselnd, leicht depressiv oder melancholisch.

Milz/Pankreas – Magen

Hier wird die Entscheidung getroffen, ob Reize von außen aufgenommen und integriert oder abgetrennt und ausgeschieden werden. Das bezieht sich sowohl auf »materielle« Einflüsse von Nahrung oder Klima als auch auf Informationen und Emotionen. Die Milz hat die Aufgabe, die nährenden Substanzen und Säfte in Energie und Blut umzuwandeln, ihnen den Nährstoffgehalt zu entziehen, sie zu

Wenn ein Bereich des Funktionskreises gestört ist, zieht das die anderen Elemente in Mitleidenschaft.

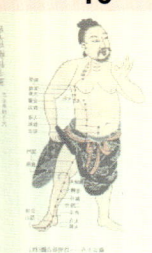

transportieren und im Körper zu verbreiten. So ist sie auch zuständig für die Produktion und Steuerung des Blutes in seinen Bahnen. Die Menstruation ist ebenfalls eng mit dem Funktionskreis der Milz verbunden. Außerdem sorgt die Milz für den Aufbau der Muskeln und der gestaltenden Gewebe, etwa dem Fettgewebe. Im psychischen Bereich dient der Funktionskreis der Besinnung und dem Analysieren und Verarbeiten von Außeneinflüssen.

Im Chinesischen wird der zugeordnete Magen »Meer der festen und flüssigen Nahrung« genannt. Er sorgt für die Umwandlung der Nährstoffe und organisiert ihre Verteilung im Körper.

Störungen bei geschwächtem Funktionskreis Blähungen, Essstörungen, Magen- und Darmerkrankungen, Menstruationsstörungen, Wasseransammlung, Hämorrhoiden, Zahnfleischbluten, Zerstreutheit, Unsicherheit, Trägheit.

Konstitutionstyp Bleich, fettige Haut, schwerfällig und phlegmatisch, liebt das Essen, oft müde und übellaunig, grübelt viel und sorgt sich, kontrolliert.

Niere – Blase

Die Niere gilt als Quelle des Lebens, als sein tiefstes Fundament. In unserer modernen Sprache würden wir sie als den Sitz unserer genetischen Anlagen betrachten. Die Niere steuert die Reproduktion, die Fruchtbarkeit, Geburt, Reife und Wachstum; sie kontrolliert die »alten Gewebe« – Zähne, Nervengewebe, Knochen und Knochenmark. Die Niere ist auch zuständig für die Bewegung und die Umwandlung des Wassers im Körper, worunter nicht nur der Urin, sondern auch Lymphe, Gelenkflüssigkeiten, Speichel und Sperma fallen. Auch die Ohren sind von dem Zustand des Gesamtfunktionskreises betroffen. Zu dem Funktionskreis gehört das Gefühl der Angst, denn sie sitzt in diesem Fundament des Menschen.

Brüchiges und stumpfes Haar kann auf einen gestörten Nieren-Funktionskreis hinweisen.

Die Blase ist das entsprechende Hohlorgan. Die Hitze des Herzens kann zum Beispiel durch die Blase ausgeleitet werden.

Störungen bei geschwächtem Funktionskreis Osteoporose, Harninkontinenz, Nieren- und Blasenentzündung, Unfruchtbarkeit, Haarausfall, Frauenbeschwerden.
Konstitutionstyp Hager, ruhig, ängstlich, abwartend, vorsichtig, geringes Selbstvertrauen, scheut Verantwortung, verlässlich, treu, geradlinig, großes Durchhaltevermögen.

Meridiane – die Flüsse des Lebens

Nach traditioneller chinesischer Anschauung zirkuliert die Lebensenergie in Bahnen, die man Meridiane und Gefäße nennt. Zwölf dieser Meridiane und acht Gefäße umspannen den ganzen Körper wie ein Netz miteinander verbundener Flüsse, Kanäle und Seen. Die Meridiane sind jeweils paarig angeordnet. Sechs davon sind den fünf Organen Leber, Herz, Lunge, Milz und Niere sowie dem Perikard, auch Herzbeutel genannt, zugeordnet. Der Herzbeutel gehört eng zum Herzen und gilt als sein Schutzwall. Sechs weitere Meridiane sind der Dickdarm-Meridian, der Dreifache Erwärmer, der Dünndarm-Meridian, der Blasen-, Magen- und Gallenblasen-Meridian. Der Dreifache Erwärmer entspricht keinem bei uns anatomisch fassbaren Organ, sondern ist nur über seine Funktion zu beschreiben: Dazu gehört vor allem die Koordination aller anderen Organsysteme zu einem funktionierenden Ganzen.
Am Ende und am Anfang der Meridiane befinden sich die so genannten Harmonisierungspunkte. Über sie kann man die Energien in den zugeordneten Organen ausgleichen.
Von den acht Gefäßen, die den Gattungsnamen »Mai« tragen, sind das Konzeptionsgefäß (Ren Mai) und das Lenkergefäß (Du Mai) die wichtigsten. Sie verlaufen in der Körpermitte, auf der Vorder- bzw. auf der Rückseite und kommen nur einmal vor.

Die zwölf Meridiane befinden sich jeweils sowohl auf der rechten wie auch auf der linken Körperhälfte. Es sind also insgesamt 24 Meridiane.

Die Gefäße stehen nicht mit den Organen in Verbindung, sondern sind so etwas wie Energiezentren des Kreislaufs.

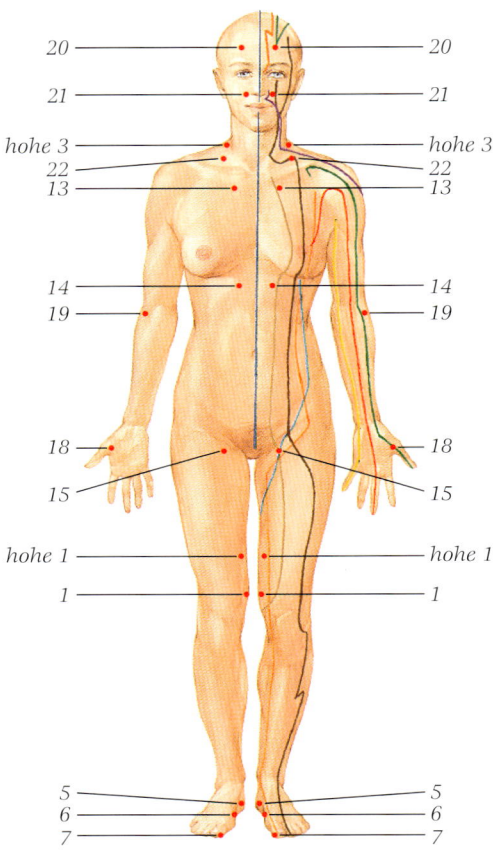

20 — 20
21 — 21
hohe 3 — hohe 3
22 — 22
13 — 13
14 — 14
19 — 19
18 — 18
15 — 15
hohe 1 — hohe 1
1 — 1
5 — 5
6 — 6
7 — 7

Die 26 Jin-Shin-Jyutsu-Punkte werden auch Energieschlösser genannt. Werden Sie durch einfaches bewusstes und konzentriertes Berühren oder durch leichten Druck geöffnet, kann die Energie im Körper frei fließen. Mit dieser Kunst, die wie alle mit Achtsamkeit und Bewusstsein ausgeführten Körpertechniken weit über ei-

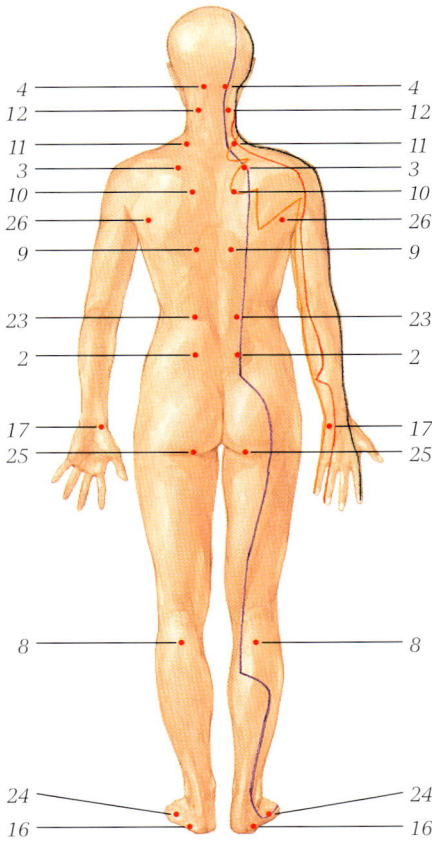

4 — 4
12 — 12
11 — 11
3 — 3
10 — 10
26 — 26
9 — 9
23 — 23
2 — 2
17 — 17
25 — 25
8 — 8
24 — 24
16 — 16

nen mechanischen Effekt hinaus geht, können Sie erfahren, dass Sie alles, was Sie zum Gleichgewicht in Ihrem Körper, Ihrem Geist, Ihrer Seele, Ihren Gefühlen brauchen, innerlich selbst besitzen. Die Beschreibung der einzelnen Jin-Shin-Jyutsu-Punkte finden Sie auf den Seiten 28 bis 31.

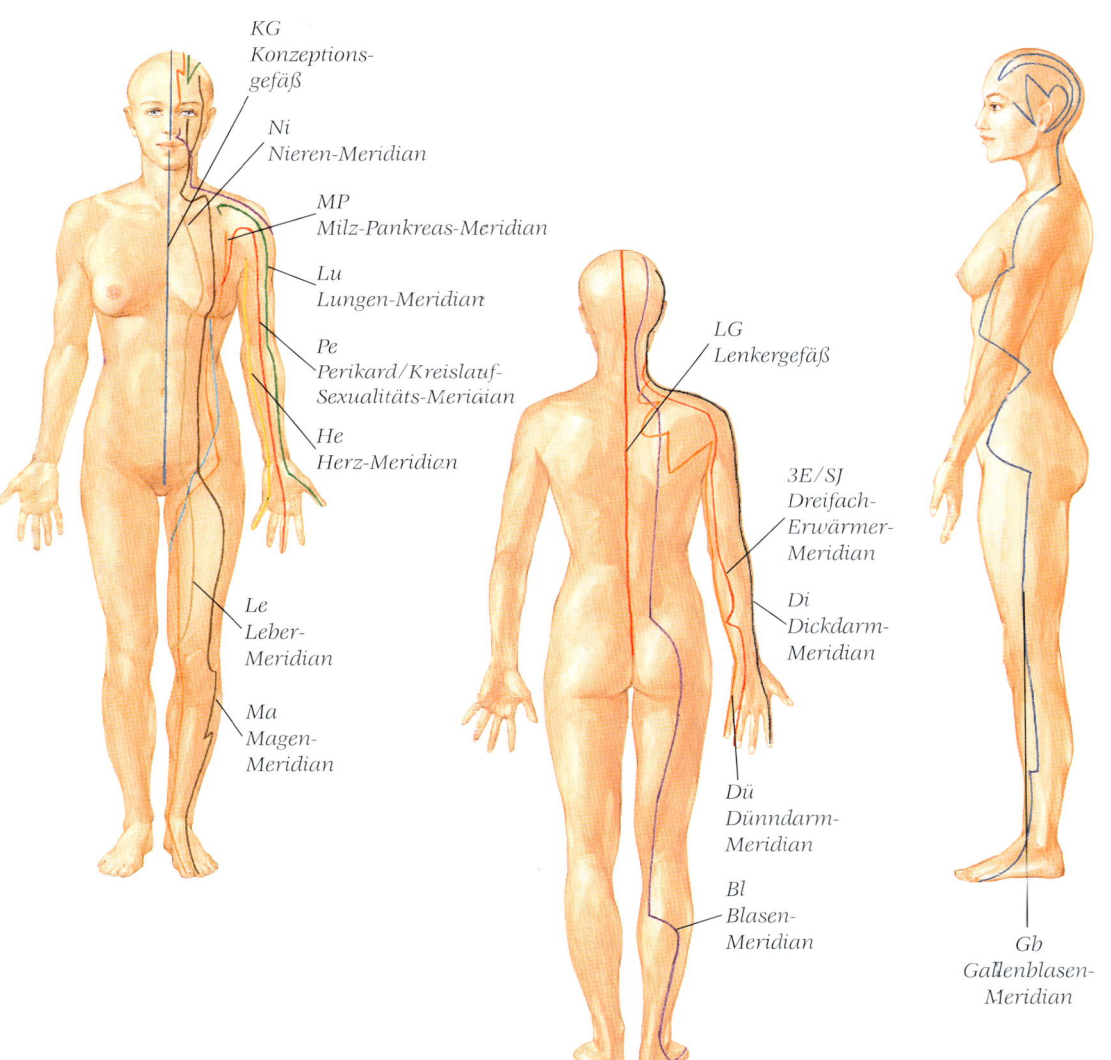

KG
Konzeptions-
gefäß

Ni
Nieren-Meridian

MP
Milz-Pankreas-Meridian

Lu
Lungen-Meridian

Pe
Perikard/Kreislauf-
Sexualitäts-Meridian

He
Herz-Meridian

Le
Leber-
Meridian

Ma
Magen-
Meridian

LG
Lenkergefäß

3E/SJ
Dreifach-
Erwärmer-
Meridian

Di
Dickdarm-
Meridian

Dü
Dünndarm-
Meridian

Bl
Blasen-
Meridian

Gb
Gallenblasen-
Meridian

Für den Laien sind die Akupressurpunkte scheinbar wahllos über den Körper verteilt. Ihre Ordnung und Systematisierung erfahren sie jedoch dadurch, dass sie fast alle auf den Energieleitbahnen, den so genannten Meridianen, oder den Lenkergefäßen liegen. Jeder Meridian ist wiederum einem Funktionskreis und damit einem Organ zugeordnet. Die Abbildung zeigt die paarig verlaufenden Meridiane und Lenkergefäße. Durch sanfte, aber feste Massage des entsprechenden Meridians kann die Akupressur-Behandlung wirksam unterstützt werden.

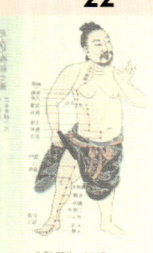

Akupressurpunkte

Die chinesische Medizin zählt insgesamt 361 Akupressurpunkte. Die meisten davon befinden sich auf den Meridianen und Gefäßen. Für den »Hausgebrauch« benutzen wir nur knapp 30 Prozent davon. Die genaue Beschreibung ihrer Lage finden Sie im Anwendungsteil. Ob Sie Ihren Druckpunkt wirklich gefunden haben, spüren Sie in der Regel sehr genau. Die Akupressurpunkte sind immer etwas druckempfindlicher und schmerzen auch eher als die Umgebung. Die beschriebene Lage der Punkte schließt immer eine größere Region ein, denn es gibt individuelle Abweichungen, so dass Sie manchmal etwas suchen müssen. Mit etwas Geduld und Praxis haben Sie aber schnell heraus, wo Sie drücken müssen.

Die verschiedenen Drucktechniken werden ab Seite 78 erläutert.

Akupressur auf Japanisch – Shiatsu

Japan hat die Heiltradition aus China, in der Massage, Atemübungen, Druckpunkt-Therapie und Meditation miteinander kombiniert wurden, schon sehr früh übernommen und ein Übungssystem daraus entwickelt, das »Anma« genannt wurde. Es bestand vor allem aus einer Massageform mit Drücken, Reiben und Klopfen bestimmter Akupressurpunkte. Noch im 18. und 19. Jahrhundert war Anma sehr verbreitet und wurde auch an den Universitäten gelehrt.
Als Anfang des 20. Jahrhunderts die westliche Medizin in Japan Einzug hielt, geriet Anma jedoch als Heilkunst in Vergessenheit. Schließlich diente sie mehr oder weniger nur noch dem sinnlichen Vergnügen. Der japanische Therapeut Tamai Tempako machte sich im letzten Jahrhundert auf, diese Heilkunst neu zu beleben, und prägte für sie den Begriff »Shiatsu«. Shiatsu ist praktisch Akupressur und Meridianmassage in einem und arbeitet im wesentlichen mit Dehnung und Druck.

Offizielle Anerkennung durch den Staat

Wörtlich übersetzt heißt Shiatsu »Fingerdruck«. Shiatsu hat sich in Japan inzwischen zu einer weit verbreiteten Therapie- und Selbstheilungsform entwickelt. 1964 wurde es offiziell als Methode anerkannt. Das japanische Gesundheitsministerium definiert Shiatsu recht nüchtern: »Shiatsu ist eine Form der manuellen Behandlung, bei der ausschließlich Daumen, Finger und Handteller benutzt werden, um Druck auf die menschliche Haut auszuüben. Ziel dieser Behandlung ist es, innere Fehlfunktionen zu korrigieren und die Gesundheit zu fördern und zu erhalten sowie bestimmte Krankheiten zu behandeln.«
Tatsächlich arbeitet Shiatsu nicht nur mit Fingern und Handflächen, sondern auch mit dem Knie und den Ellenbogen. Es ist auch mehr als eine manuelle Behandlung. Eine Shiatsu-Sitzung ist Kommunikation durch Berührung und direkter Energieaustausch von Mensch zu Mensch. Darum sollte der Therapeut darauf achten, dass seine eigene Energie ungehindert fließen kann.

Wie Sie für einen guten Energiefluss sorgen

Auswirkungen auf den Energiefluss im Körper haben nach Ansicht der Japaner außer der Akupressurmassage auch die Ernährung, die Atmung, die Bewegung und die Psyche. Die Ernährung sollte ein Gleichgewicht zwischen den fünf Geschmacksrichtungen süß, sauer, salzig, bitter und scharf bieten. Fleisch und Fisch gehören selten auf den Tisch, und Rohkost muss ungefähr ein Drittel der Nahrungsmittel ausmachen.
Wir atmen jeden Tag etwa 15 000 Mal aus und ein. Allein dies zeigt, welche Auswirkungen sowohl richtiges als auch falsches Atmen auf unsere Gesundheit und Vitalität hat. Atemübungen für einen freien tiefen Atem gehören daher

Japanische Therapeuten sagen: »Wenn du einem anderen Menschen Shiatsu gibst, sollte deine eigene Lebensenergie gut im Fluss sein.«

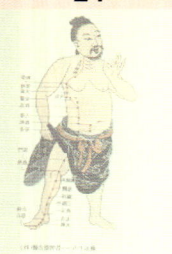

zu den wichtigsten Praktiken der Gesundheitsvorsorge in Japan. Um den Körper durchlässig und frei von Verspannungen zu halten, sind viele Formen der Bewegung wohltuend. Kampfkünste wie Aikido, Qi Gong oder Tai Chi Chuan sind im Fernen Osten so verbreitet wie bei uns Joggen oder Fußballspielen.

Auch bestimmte Emotionen im Übermaß verursachen den östlichen Heiltraditionen zufolge eine Störung im Fluss der Lebensenergie und schließlich Krankheit. Es geht jedoch nicht darum, Wut, Ärger, Angst oder Sorgen zu bekämpfen oder zu unterdrücken, sondern darum, sie mit Achtsamkeit und Bewusstsein zu beobachten, anzunehmen und zu transformieren.

Meditation ist ein Weg, übermäßige Emotionen zu transformieren.

Von Mangel und Überschuss an Energie

Wenn die Energie in den Leitbahnen nicht ungehindert fließt, kann das daran liegen, dass entweder zu viel oder zu wenig an Ki, wie Lebensenergie auf japanisch heißt, vorhanden ist. Ein Überschuss an Energie wird in der Regel durch einen Mangel an anderer Stelle verursacht. Dies kann im Verlauf eines Meridians vorkommen, aber auch zwischen den Energiebahnen kann sich eine solche Disharmonie entwickeln.

Die Bereiche mit zu wenig Energie heißen Kyo-Bereiche. Sie fühlen sich beim Tasten etwas hohl an und geben bei Berührung nach. Manchmal erkennt man sie als dellenförmige Eindrücke auf der Haut. Jeder Akupressurpunkt oder auch ein ganzer Meridian kann zum Kyo-Bereich werden. Drückt man dort, ist der Schmerz dumpf und kann sehr unangenehm sein.

Jitsu-Bereiche haben zu viel Energie. Sie fühlen sich angespannt und hart an und wirken eher etwas aufgewölbt auf der Haut. Der Schmerz bei Druck ist eher scharf und stechend.

Die Akupressurpunkte selbst heißen im Japanischen Tsubos; es gibt insgesamt 365. Bei Shiatsu gibt es außer festen Tsubos auch fließende, die an keinem bestimmten Ort im Körper sitzen, sondern ein wanderndes energetisches Ungleichgewicht anzeigen.

Zur Entspannung, Schönheit und Gesundheit

Shiatsu zielt jedoch weniger auf bestimmte Druckpunkte ab, sondern mehr auf die Meridiane und ihre Beziehung zueinander. Die japanische Heilmassage dient auch nicht so sehr der gezielten Behandlung bestimmter Beschwerden, sondern mehr der Erhaltung und Förderung von Gesundheit und Wohlbefinden. Gleichwohl können gesundheitliche Probleme mit Shiatsu erfolgreich positiv beeinflusst werden. Grundlegende Ziele der Behandlung mit Shiatsu sind: Entspannung und Abbau von Stress, Verbesserung des Kreislaufs und des Lymphflusses, Stärkung des Immunsystems, Förderung von Gesundheit, Schönheit und Vitalität, Linderung von Schmerzen, Beseitigung von Verspannungen, Entwicklung von Körperbewusstsein. Auch bei Shiatsu gibt es eine Reihe von Beschwerden, bei denen diese Druckpunkt-Massage nicht angewandt werden sollte, jedenfalls nicht in den direkt betroffenen Gebieten. Es handelt sich vor allem um:

➡ Lokale Infektionen oder Entzündungen
➡ Blutergüsse
➡ Hautausschläge
➡ Krampfadern
➡ Thrombosen oder Venenentzündungen
➡ Fieber
➡ Knochenbrüche
➡ Tumore

In der Schwangerschaft sollte Shiatsu vor allem in der Bauch- und Beckenregion nicht angewandt werden.

In der Schwangerschaft sollte im Fußgelenkbereich nicht mit Shiatsu behandelt werden, auch die gesamte Bauch- und Beckenregion darf nicht geklopft oder geknetet werden.

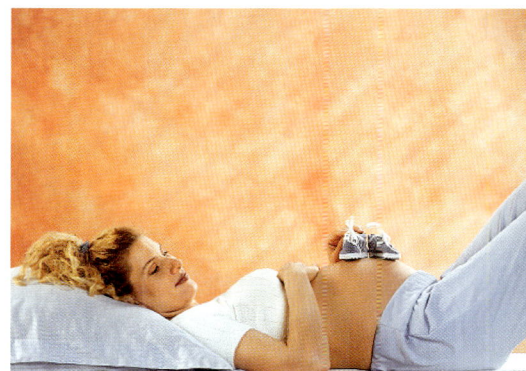

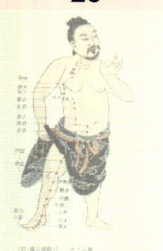

Jin Shin Jyutsu – Lebenskunst aus Japan

Jin Shin Jyutsu ist eine weitere Methode aus Japan, die auf der gleichen Philosophie wie die Chinesische Medizin basiert. Jin Shin Jyutsu arbeitet mit Akupressur an 26 Druckpunkten. Es ist weit mehr als eine Körpertechnik, eine Methode, um Beschwerden zu lindern oder zu heilen. Jin heißt soviel wie wissender, mitfühlender Mensch, Shin heißt Schöpfer, und Jyutsu bedeutet Kunst. Jin Shin Jyutsu meint mithin: die Kunst des Schöpfers durch den mitfühlenden Menschen.

Durch die nur mündliche Überlieferung kam der tiefere Gehalt von Jin Shin Jyutsu langsam abhanden.

Dabei handelt es sich in der Tat um eine uralte Kunst, die mehrere Tausend Jahre zählt. In den Archiven des kaiserlichen Palastes in Japan finden sich Aufzeichnungen, denen zufolge Jin Shin Jyutsu bereits vor der Geburt Jesu weit verbreitet war. Viele Jahrhunderte lang wurde es mündlich von Generation zu Generation überliefert.

Eine alte Kunst wird wieder lebendig

Erst Anfang des 20. Jahrhunderts wurde Jin Shin Jyutsu von dem japanischen Meister Jiro Murai wiederentdeckt. Jiro Murai war der Sohn einer angesehenen Medizinerfamilie. Er beschloss, die Familientradition zu verlassen und sich auf die Suche nach dem Sinn des Lebens zu begeben. Auf seinen Wanderungen befiel ihn eines Tages eine unbekannte unheilbare Krankheit, die ihn zunehmend verfallen ließ. Murai begann, die Kunst des Jin Shin Jyutsu zu studieren, und bat schließlich seine Familie, ihn in die Berge in völlige Einsamkeit zu bringen und sieben Tage dort zu lassen. Zwischen Meditation und fiebriger Bewusstlosigkeit erlebte er Jin Shin Jyutsu in Träumen und Visionen und praktizierte es nach diesen Vorgaben. Am siebten Tag war er völlig genesen. Murai gelobte, den Rest seines Lebens dem Studium der Kunst des Jin Shin Jyutsu zu widmen.

In den 40er-Jahren des letzten Jahrhunderts traf die Amerikanerin Mary Burmeister, Tochter japanischer Auswanderer, auf Jiro Murai. Er lud sie dazu ein, bei ihm zu studieren und Jin Shin Jyutsu in die Vereinigten Staaten zu bringen. Genau das tat sie. Doch erst nach 30 Jahren Studium und Praxis begann sie damit, auch andere in das System des Jin Shin Jyutsu einzuweisen. Seitdem breitet sich diese Kunst in der ganzen Welt aus – die »Kunst, mich selbst kennen (mir helfen) zu lernen«, wie Jin Shin Jyutsu auch bezeichnet wird.

26 Energieschlösser für den »Fingerdruck mit Bewusstsein«

Jin Shin Jyutsu arbeitet mit 26 Punkten. Genauer gesagt, liegen 26 dieser Punkte auf der rechten Seite des Körpers und 26 auf der linken Seite. Sie werden als Energie- oder Sicherheitsschlösser bezeichnet, die sich immer dann verschließen und schmerzen, wenn der Mensch körperlich, geistig oder seelisch in Stress gerät und seinen Körper missbraucht. Mit Jin Shin Jyutsu kann man diese Schlösser wieder öffnen und hat damit die Chance, innezuhalten und den Missbrauch zu stoppen. Jin Shin Jyutsu ist also auch nicht einfach Fingerdruck, sondern es ist »Fingerdruck mit Bewusstsein«.

Es ist kein Zufall, dass es im Jin Shin Jyutsu genau 26 Energieschlösser gibt. Nach der Symbolik der Zahlen bedeutet die Zahl 26 »vollständige«.

In der folgenden Tabelle sind die 26 Energieschlösser übersichtlich dargestellt. Dabei gibt die allgemeine Bedeutung Hinweise darauf, bei welchen mentalen und emotionalen Themen der Punkt berührt und gehalten werden kann. Die Rubrik »Hilft bei« weist auf Möglichkeiten der Selbstheilung bei körperlichen Beschwerden hin.

Die 26 Energieschlösser

	Allgemeine Bedeutung	Hilft bei
1	Alle Schöpfung entspringt aus der Einheit. Der Urbeweger, der extreme Höhe mit extremer Tiefe verbindet	Unterleibsbeschwerden, Blähungen, Atembeschwerden, Kopfschmerzen
2	Lebenskraft, Weisheit	Rückenschmerzen, Verdauungsstörungen, Atembeschwerden, Spannung und Stress in den Beinen
3	Verständnis, Abwehr gegen Probleme und Beschwerden	Atembeschwerden, Fieber und Erkältung, Halsschmerzen, Stauung in den Leisten und in den Füßen
4	Messende Intelligenz, die jeder Körperfunktion ihren Bedürfnissen entsprechend zukommen lässt, was sie braucht	Schlaflosigkeit, Kopfschmerzen, Spannung und Stress in den Augen, im Hals und in den Beinen
5	Erneuerung, das Alte ablegen, das Neue annehmen	Stauung im Brustraum, Verdauungsbeschwerden, Spannung und Stress in den Hüften und im Rücken, Hörproblemen
6	Gleichgewicht, Unterscheidungsfähigkeit	Stauung im Brustraum, Verdauungsbeschwerden, Spannung und Stress im Rücken und in den Hüften
7	Sieg, vollkommene Lebenskraft	Stauung im Brustraum, Verdauungsbeschwerden, Spannung und Stress im Rücken, in den Hüften und im Kopf

8	Rhythmus, Stärke, Frieden	Ausscheidungsproblemen, Beschwerden im Rektum, allen Funktionsstörungen im Bereich des Beckengürtels, Muskelspannung und Stress
9	Jedes Ende ist der Beginn eines neuen Anfangs	Stauung im Brustraum, Beschwerden im Rücken, in den Hüften, an den Füßen und Zehen, an der Hornhaut, Hühneraugen, Verstauchungen
10	Luft, Ausströmen grenzenloser Lebenskraft	Stauung im Brustraum, zu hohem oder zu niedrigem Blutdruck, Stimmproblemen, Stauung und Stress in Knien, Hüften, im Nacken und in den Schultern
11	Gerechtigkeit, Entladen von überflüssigem Gepäck. Dieser Punkt befindet sich im Zentrum aller Energieschlösser, um vollkommenes Gleichgewicht im Körper zu bewirken	Spannung und Stress in Schulter und Nacken, Beschwerden in den Hüften, Beinen, im Kopf, in den Armen und Händen
12	Unterordnung des persönlichen Bewusstseins unter eine höhere Führung	Spannung und Stress in Arm und Nacken
13	Fruchtbarkeit, bedingungslose Liebe	Stauung im Brustraum, unausgewogenem Appetit, Fortpflanzungsfunktionen, Spannung und Stress in Nacken und Schultern
14	Gleichgewicht, Nahrung	Spannung und Stress in Hüften und Oberschenkeln, hält alles, was oberhalb der Taille liegt, in Harmonie mit allem unterhalb der Taille

15	Lachen	Spannung und Stress in Unterbauch und Beinen, Hüften und Knien, Beschwerden in den Füßen, Blähungen
16	Aufbrechen bestehender Formen, Grundlage aller menschlichen Aktivitäten	Spannung und Stress in Kopf und Rücken, Problemen mit Ausscheidung
17	Fortpflanzungsenergie, Entspannung von Verstand und Nerven	Stauung im Brustkorb und Rücken, Blähungen, Schwellungen
18	Körperbewusstsein, Funktionen, die die Persönlichkeit beeinflussen	Stauung im Brustraum, Verformungen des Brustkorbes, Steifheit im Rücken, Spannung und Stress am Hinterkopf
19	Autorität, vollkommenes Gleichgewicht	Rückenschmerzen, Stauung im Brustraum, vor allem in den Lungen
20	Immerwährend, Ewigkeit	Beschwerden im Brustkorb, am Herzen, am Kopf, vor allem an Ohren und Augen, Gleichgewichtsstörungen
21	Sicherheit, tiefgründig, geistige Gefangenschaft überwinden	Gleichgewichtsstörungen, Schwindel, geistiger Spannung und Stress, Gewichtsregulierung, Energielosigkeit
22	Vollständig	Mentaler, emotionaler, körperlicher, vor allem verdauungsbezogener Spannung und Stress
23	Aufrechterhalten eines einwandfreien Kreislaufs	Unklarem Denken, Temperamentsausbrüchen, Egoismus, Spannung und Stress in den Nebennierenfunktionen

24	Verständnis, Chaos harmonisieren	Mangelndem Verständnis, Eifersucht, Rache, Starrsinn
25	Stilles Erneuern	Der Entwicklung von Wachheit, energetischem Geist
26	Vollständig	Stärkung der Vitalität

Heilende Hände

Seit Jahrtausenden ist die menschliche Hand das Heilungsinstrument schlechthin. Zu allen Zeiten und in allen Kulturen haben Schamanen und Medizinfrauen, Priesterinnen und Mönche, Heiler und Nonnen ihre Hände aufgelegt und Wunden, Schmerzen und Krankheiten gelindert und geheilt. Hände segnen und streicheln, beten und heilen, handeln und behandeln. Vom einfachen Berühren bis zur Massage oder Akupressur – stets geht es um mehr als eine simple Geste. Von Berührung lassen wir uns berühren, wir fühlen uns angenommen und nicht allein. Wir leben heute in einer Gesellschaft, die wenig Berührung zulässt. Mit Akupressur können Sie dem bewusst gegensteuern.

Jeder Finger steht für bestimmte Emotionen und Eigenschaften. Darüber hinaus können wir über die Finger unsere Gesundheit beeinflussen.

Auch wenn Sie sich selbst berühren, mit Akupressur zum Beispiel, ist es wesentlich, welche Beziehung und welchen Kontakt Sie zu sich haben. Sich achtsam und liebevoll zu erforschen und die eigenen Selbstheilungskräfte zu wecken, ist der Kern aller Körpertechniken.

Im Jin Shin Jyutsu ist das jahrtausendalte Wissen um die Heilmöglichkeiten durch Hände bewahrt worden. Neben den Punkten oder Energieschlössern (Abbildung der Jin-Shin-Jyutsu-Druckpunkte → Seite 20), die ähnlich wie bei der Akupressur leicht ge-

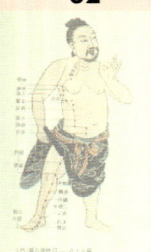

drückt werden, gibt es zahlreiche besondere Fingerpositionen mit jeweils eigener Heilkraft. Die Finger selbst werden auch gerne als »Starthilfekabel« für den Energiefluss bezeichnet. Es wird kein Druck ausgeübt und auch nicht massiert. Jeder Kraftaufwand wird als überflüssig betrachtet. Die Spitzen eines oder mehrerer Finger, die Handfläche oder der Handrücken, was immer gerade am besten passt, können einfach an die Energieschlösser angelegt werden wie ein Kabel, das einen Energiekreislauf schließt.

Was Finger symbolisieren

➡ Der Daumen steht einerseits für Sorge und Depressionen, andererseits für Selbstschutz.

➡ Der Zeigefinger steht einerseits für Angst, Schüchternheit und Frustration, andererseits für Lebenslust. Mehr noch: Er steht für den Fluss der Lebensenergie. Sind die Zeigefinger nicht in Harmonie, werden sie zur Quelle für allen Mangel, sei es ein Mangel an Energie, an Gesundheit, an Geld oder an Wahrnehmung. Verspüren wir Mangel, beginnen wir uns zu fürchten. Der Zeigefinger wird dann dazu benutzt, auf andere zu zeigen und sie für die eigene Situation verantwortlich zu machen. Die Zeigefinger beeinflussen unter anderem den Rücken, Kreislauffunktionen, Zähne und Knochen sowie Haare und Verdauung. Sie helfen bei Depressionen, Ängsten und Atmungsbeschwerden.

➡ Der Mittelfinger steht für Ärger, Wut, Reizbarkeit, Feigheit, Unentschlossenheit, Unaufmerksamkeit, aber auch für Emotionalität generell. Unter anderem unterstützen die Mittelfinger die Heilung von Ohrbeschwerden, Migräne, Verdauung und Stress.

➡ Der Ringfinger steht für Trauer und negative Haltung, aber auch für gesunden Menschenverstand. Der Ringfinger hat außerdem

Die Fingerpositionen des Jin Shin Jyutsu sind im Alltag unglaublich praktisch. Sie können sie in jeder Situation sofort und unauffällig anwenden.

Einfluss auf den Gesundheitszustand der Augen, der Haut und der oberen Atemwege.

➡ Der kleine Finger steht für Verstellung – äußerlich lachen, innerlich weinen –, Unsicherheit, Nervosität, Verwirrung, aber auch einfach für unsere Sterblichkeit. Unter anderem hilft er, unser Gefäß-, Nerven-, Muskel- und Skelettsystem gesund zu halten. Er unterstützt die Fähigkeit, klar zu denken.

Halten statt Pressen

Jin Shin Jyutsu arbeitet viel damit, nicht nur einzelne Akupressurpunkte zu drücken, sondern ganze Finger zu halten. Sie nehmen beispielsweise Ihren linken Zeigefinger so in die rechte Hand, dass der Daumen darunter auf der Handfläche liegt und die anderen vier Finger darüber. Schließen Sie die rechte Hand richtig fest um den linken Zeigefinger, und halten Sie ihn mindestens fünf Minuten. Dann wechseln Sie.

Das Gleiche können Sie mit jedem Finger Ihrer Hand machen. Sie können auch mehrere Finger gleichzeitig halten. Jede Haltung hat ihre eigene Bedeutung. Einige Techniken werden im praktischen Teil beschrieben.

Diese Fingerpositionen sind eine wunderbar einfache Methode, die Sie praktisch überall anwenden können. Wenn Sie sich zum Beispiel sorgen oder traurig sind, wenn Sie verärgert oder ängstlich sind: Nehmen Sie die diesen Emotionen entsprechenden Finger fest in die Hand, so wie beschrieben. Halten Sie sie so lange, wie es Ihnen möglich ist. Auch bei beginnenden Schmerzen können Sie nachschauen, welche Finger für welchen Körperbereich zuständig sind. Halten Sie sie, wie beschrieben, jeweils fünf Minuten. Stellen Sie sich vor, dass der Schmerz verschwunden ist. So können Sie seine Ausbreitung verhindern. Nehmen Sie sich beispielsweise jetzt sofort zehn Minuten Zeit, und probieren Sie diese Geste einfach einmal aus – mit dem Gefühl, das für Sie im Moment im Vordergrund steht.

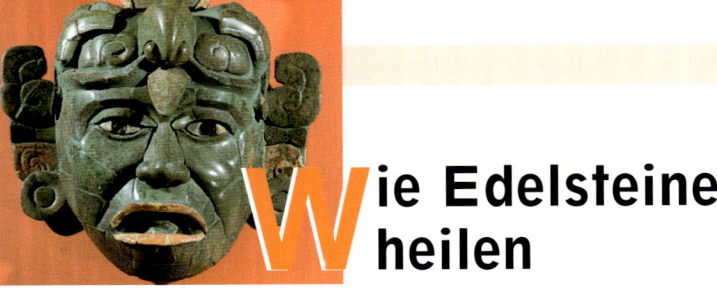

Wie Edelsteine heilen

In Sagen und Märchen, Mythen und Legenden begegnen sie uns schon seit Menschengedenken. Die Helden suchten sie in aller Welt – die Schätze, den funkelnden Reichtum, den Glanz und Schimmer der Edelsteine. Und wer sie gefunden hatte, dem dienten sie nicht nur als Schutz- und Glückssteine, als Schmuck und Zeichen des Reichtums. Sie verliehen auch magische Kräfte und heilten bei einer Vielzahl von körperlichen und seelischen Leiden. Edelsteine waren geweihte Orakelsteine, wurden den Toten ins Grab gelegt, um die Seele auf ihrer Reise in die Unendlichkeit zu schützen und zu beflügeln, Altäre wurden damit geschmückt, und wer es sich leisten konnte, trug Edelsteine zum Schmuck, als Zeichen von Reichtum und Macht, als Talisman, Schutz- oder Heilstein. Was hat es wirklich auf sich mit diesen bunten Steinen?

Mythos und Geschichte der Edelsteine

In der indianischen Heilkunde gibt es noch heute Medikamente, die aus gemahlenen Edelsteinen gemischt werden.

Die Wirkung der Edelsteine haben sich die Menschen schon immer je nach ihrem Weltbild erklärt. In magisch-mythischen Zeiten, in denen alle Naturkräfte bestimmten Göttern zugesprochen wurden, waren die Edelsteine den Menschen direkt von den Göttern gesandt und symbolisierten deren Macht. Chinesen, Inder, Ägypter, Araber, indianische Völker, Griechen und Römer benutzten Edelsteine zum Schutz, zur Stärkung, für magische Rituale und zur Heilung von Körper und Seele. Häufig wurden die Steine dafür in bestimmte Formen gebracht, wie der Skarabäus in Ägypten. Aber auch ungeschliffene Steine und Pulver wurden verwendet.

Edelstein-Apotheken in Indien

Nach den heiligen Büchern des alten Indien entsteht eine Krankheit dann, wenn die Schwingung, die von einer lebendigen Zelle ausgeht, sich nicht in Übereinstimmung mit dem kosmischen Rhythmus befindet. Kosmische Strahlung, wie sie in Edelsteinen gebündelt ist, konnte daher den aus der Balance geratenen Energiefluss im Organismus wieder harmonisieren.

Auch im heutigen Indien hat die Edelsteintherapie noch ihren festen Platz. Es gab und gibt in manchen Sultanspalästen Apotheken, in denen Edelsteine in vielen Formen und Farben für alle möglichen Leiden verarbeitet wurden. Ein Beispiel ist die berühmte Edelstein-Apotheke von Jaipur, der Hauptstadt des indischen Staates Rajasthan.

Opale als Tränen des Zeus

Bei den alten Griechen beschäftigte sich beispielsweise der Philosoph Aristoteles ausführlich mit Edelsteinen. So schrieb er über den Türkis: »Seine Farbe erfreut den Sorgenbeladenen.« Außerdem nütze er den Augen, wenn er einem Augenpulver beigemischt werde. Der in Gold gefasste Granat bewahrt laut Aristoteles vor schlechten Träumen. Opale galten im alten Griechenland als Freudentränen von Zeus, die er nach dem Sieg über die Titanen vergossen haben soll. Und Astrologen beschrieben in ihren Texten, welche Edelsteine vor welchen negativen Planeteneinflüssen Schutz bieten.

Unter den Schriften aus dem alten Rom findet sich vor allem bei Plinius, der im ersten Jahrhundert nach unserer Zeitrechnung lebte, einiges über Edelsteine. Vom Diamanten schrieb er, dass er die Furcht vertreibe. Der Schildkrötenstein Chelonit offenbare, unter die Zunge gelegt, die Zukunft, und der grü-

Schon vier Jahrtausende vor unserer Zeitrechnung kannten die Chinesen die Edelsteintherapie und wandten sie bei zahlreichen Krankheiten an.

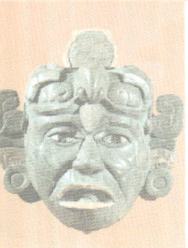

ne Jaspis mache unsichtbar, wenn er mit dem Kraut Heliotropin getragen werde. Vom Bergkristall glaubten die Römer, dass in ihm die Götter wohnen.

Erfahrungen werden zum System

In späteren Zeiten wurden die Erfahrungen und Beobachtungen der Wirkung, die von Edelsteinen ausging, immer mehr systematisiert und niedergeschrieben. Im Mittelalter ist Hildegard von Bingen in Europa als Edelsteintherapeutin bekannt geworden. Hildegard von Bingen, die später heilig gesprochen wurde, lebte im 12. Jahrhundert und hinterließ ein umfassendes Werk über Heilkunde, das auch die Edelsteintherapie einschloss. Beispielsweise empfahl sie den Smaragd gegen alle Schwächezustände, den Amethyst zur Heilung frischer Geschwulste, den Bergkristall gegen Drüsenkrankheiten und Gallenbeschwerden sowie den Diamanten gegen Gelbsucht und zum Schutz vor Schlaganfall.

Man lege einen Amethyst in Wasser und wasche sich mit dieser Essenz das Gesicht. Dies empfahl die heilige Hildegard für eine zarte und schöne Haut.

Noch bis ins 19. Jahrhundert war die Edelsteintherapie fester Bestandteil der Erfahrungsmedizin und wurde in Deutschland über Apotheken verbreitet. So enthielt beispielsweise das als Allheilmittel gerühmte »Theriaca coelestis«, auch »Theriak« genannt, 54 verschiedene Zutaten, unter anderem Rubin, Smaragd und Granat.

Mit dem Siegeszug der modernen Medizin versank die Edelsteintherapie jedoch in einen Dornröschenschlaf, aus dem sie erst vor etwa 20 Jahren wieder erwachte.

Die moderne Edelsteintherapie

Zunächst war es die Anthroposophie, die das Interesse an der Heilkraft der Edelsteine wieder entfachte. Anfang der 80er Jahre des letzten Jahrhunderts kamen Impulse zur Wiederbelebung dieses

Zweigs der Heilkunde aus den USA, Großbritannien und den Niederlanden. Holländische Firmen begannen, Edelsteinelixiere zu produzieren und zu verkaufen. Die Aufzeichnungen der heiligen Hildegard über die Heilkraft der Edelsteine wurde publiziert, und immer mehr Menschen interessierten sich für diese Kostbarkeiten der Natur und ihre heilsamen Kräfte. In Deutschland wurde schließlich 1988 die Forschungsgruppe Steinheilkunde gegründet, die sich zum Ziel setzte, eine wissenschaftliche Begründung für die Heilkraft der Edelsteine zu erarbeiten. Aus ihren und anderen internationalen Arbeiten in den folgenden Jahren gingen drei Richtungen der Edelsteintherapie hervor:

➡ Die Analytische Steinheilkunde erforscht die Wirkungen der Edelsteine und ihrer Inhaltsstoffe. Mit ausführlicher Befragung über Hintergründe der Erkrankung, Persönlichkeitsprofil und Lebensumstände soll der individuell genau auf diesen Menschen zu dieser Zeit passende Edelstein gefunden werden.

➡ Die Energetische Steinheilkunde erforscht die energetischen Prozesse der Edelsteine und ihre Wirkung auf die Energieströme des Menschen in seiner Aura, seinen Chakren und seinen Meridianen.

➡ Die Intuitive Steinheilkunde konzentriert sich auf die spontan auftretenden Wirkungen der Therapie und vermittelt einfache, aber wirksame Methoden für den Laien, die Edelsteine zu Heilzwecken zu benutzen.

Wenn Sie eine Edelsteintherapie machen möchten, fragen Sie Ihren Therapeuten oder Ihre Therapeutin nach Ausbildung, Erfahrung und Arbeitsweise. Nur so können Sie sich die bestmögliche Qualität sichern.

Wie die Heilsteine wirken

Edelsteine werden von jeher als kraftvolle Energiespender angesehen, die Schwingungen ausstrahlen, welche dem Empfänger Gesundheit und Glück bringen können. Ihre Wirkung wurde in den

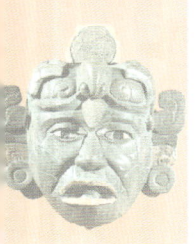

letzten Jahrzehnten wieder genauer hinterfragt. Dabei bedient man sich Erkenntnissen der modernen Physik: Alles im Kosmos besteht aus Schwingungen und Rhythmus – von der dichtesten Materie in Steinen bis hin zu Energieströmen in uns Menschen. Diese Schwingungen sind teilweise schon messbar. Doch die meisten können nur erfahren werden.

In den letzten zehn Jahren gab es neue Erkenntnisse, die die Wirkungsweise der Edelsteine erklären. Die biophysikalische Medizin befasst sich mit Energieprozessen und fand heraus, dass Edelsteine so genannte Frequenzumwandler sind, und die Energie, die sie in Form von Licht und Wärme aufnehmen, in hoch frequente Strahlung umwandeln. Diese sehr kraftvolle Strahlung ist in der Lage, disharmonische Energieprozesse im menschlichen Organismus auszubalancieren und wieder zu harmonisieren. Sie wirkt auf allen Ebenen, die mit energetischen Prozessen zusammenhängen, und dies betrifft alle Dimensionen: von körperlichen über geistige bis zu seelischen Prozessen unseres Lebens.

Zu den Mineralklassen der Edelsteine zählen z. B. Silikate, Carbonate, Phosphate, Oxide, Sulfate, Sulfide.

Mineralklassen und Formen

Edelsteine sind kraftvolle Energiespender, deren Schwingungen dem Empfänger Glück und Gesundheit bringen können.

Jeder Edelstein gehört zu einer bestimmten Mineralklasse und beheimatet eine Vielzahl von Mineralstoffen. Zu den Mineralklassen zählen beispielsweise Silikate wie der Granat, der Topas und der Zirkon, Carbonate mit Steinen wie dem Malachit, Phosphate mit dem Türkis, Oxide mit Steinen wie Opal, Rubin und Saphir und Quarzen. Ebenso besteht jeder Edelstein aus einer individuellen Kombination von metallischen Mineralstoffen und chemischen Elementen. Jede dieser Mineralklassen, jeder Mineralstoff und jedes Element haben ihre eigene Heilwirkung.

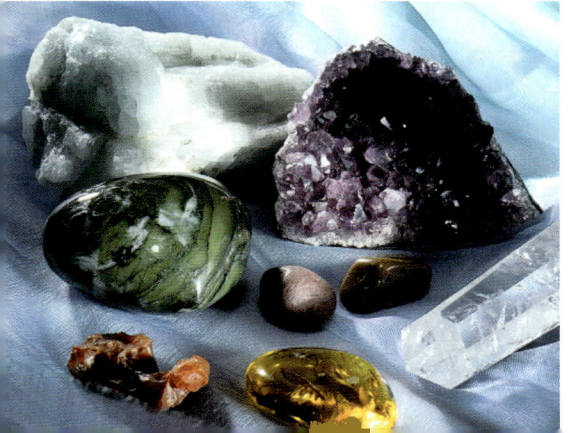

Auch die Kristallgestalt der Edelsteine ist nicht unbedeutend für ihre heilende Wirkung, denn bestimmte Kristallstrukturen sollen wiederum bestimmten Denkformen und Charaktereigenschaften des Menschen entsprechen und damit eine verstärkende Wirkung besitzen, wenn sie demgemäß eingesetzt werden.

Die Mineralklassen und Kristallgestalten genauer zu beschreiben und ihre Heilwirkung zu erläutern, würde den Rahmen dieses Buches sprengen.

Kleine Farbenlehre der Edelsteine

Neben der Wirkung der Substanzen und Strahlungen üben auch die Farben der Edelsteine einen starken Einfluss auf uns aus. Wenn Sie irgendwo einen Edelstein erstehen – vielleicht im Urlaub – und nicht genau wissen, wie Sie ihn anwenden sollen, können Sie sich grob an seiner Farbe orientieren:

Ein kleiner Tipp für den Kauf eines Edelsteins: Haben Sie ein gutes Gefühl und wird der Stein warm in Ihrer Hand, passt er zu Ihnen.

➡ Rote, rosafarbene und orange Edelsteine dienen vor allem der Erhaltung der körperlichen Gesundheit und Vitalität.

➡ Gelbe Edelsteine schenken zusätzliche Energie.

➡ Grüne und blaue Steine dienen der Regeneration und Beruhigung.

➡ Violette Steine erhöhen die Inspiration und geistige Regsamkeit.

Die Heilsteine reinigen und aufladen

Wenn Sie einen neuen Stein erwerben, sollten Sie ihn vor seiner Verwendung von allen fremden Energien reinigen. Dies sind die besten Reinigungsmethoden:

➡ Halten Sie den Edelstein ein paar Minuten unter fließendes kaltes oder lauwarmes Wasser aus der Leitung oder, wenn es Ihnen möglich ist, in kaltes Quellwasser.

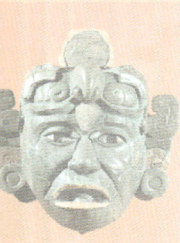

➡ Legen Sie den Stein in eine kleine Schale, und geben Sie etwas Wasser dazu. Die Schale stellen Sie in eine größere Schüssel mit reichlich Salz, am besten Meersalz. Nach fünf bis sechs Stunden oder über Nacht ist der Stein gereinigt.

➡ Geben Sie Hämatit-Trommelsteine in eine Schale, und legen Sie Ihren Stein dazu. Lassen Sie ihn über Nacht einwirken.

Nachdem Sie ihn gereinigt haben, sollten Sie den Stein aufladen. Dazu legen Sie ihn ein paar Stunden in die Morgen- oder Nachmittagssonne. Achten Sie jedoch darauf, dass der Stein keine Wasser- oder Metalleinlagerungen hat, denn diese können zu Spannungen führen. Alternativ können Sie den Stein zu anderen gereinigten, aufgeladenen Edelsteinen seiner Art oder zu Bergkristallen legen. Auch in einer Druse werden Edelsteine gut aufgeladen, weil die Spitzen der Drusenkristalle besonders energiereich sind.

So können Sie Edelsteine einsetzen

Ist Ihr Edelstein nun optimal vorbereitet, also gereinigt und aufgeladen, können Sie ihn verwenden. Es gibt viele Möglichkeiten, die Heilenergie eines Edelsteines zu nutzen. Lesen Sie auf den folgenden Seiten, wie Sie Ihren Edelstein einsetzen und damit Ihre Gesundheit fördern können.

Die spitzen Kristalle der Druse sind besonders energiereich. Darum ist sie zum Aufladen eines Heilsteines sehr gut geeignet.

Als Schmuck

Mit am wirksamsten sind Edelsteine direkt auf der Haut getragen. Schmuckstücke haben den Vorteil, dass sie sich den ganzen Tag in Ihrem Energiefeld befinden, wodurch sie ihre Heilwirkung optimal verbreiten können. Ob als Anhänger, Kette, Ring, Brosche, Ohrring oder Armband – hier können Sie das Nützliche mit dem An-

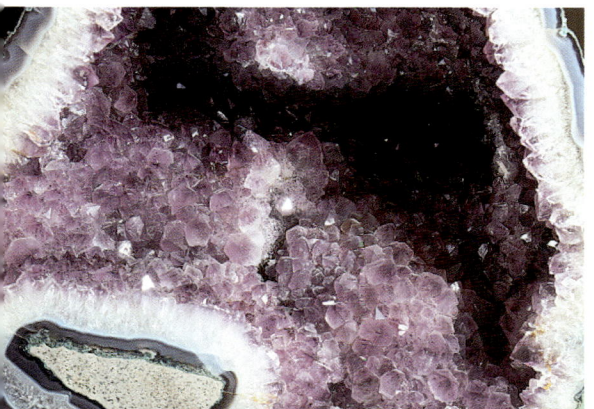

genehmen verbinden und sowohl Ihrer Gesundheit als auch Ihrer Schönheit dienen.

Als Handschmeichler

Wenn Sie sich einen Stein kaufen, der gut in der Hand liegt, können Sie ihn als Handschmeichler benutzen. In der Jacken- oder Hosentasche getragen, haben Sie die Möglichkeit, ihn oft am Tag zu berühren und seine Heilenergie auf die Vielzahl von Akupressurpunkten, Meridianen und Reflexzonen, die Ihre Hände in sich tragen, wirken zu lassen.

Auf den Körper auflegen

Sie können Edelsteine direkt auf kranke Körperstellen auflegen, um ihre Heilkräfte unmittelbar zu spüren. Oder Sie legen den Stein auf ein Chakra, das der Körperregion entspricht, der Sie Heilung schicken wollen. Eine weitere Variante ist es, Steine auf alle sieben Chakren aufzulegen. Mehr über die Chakren können Sie ab Seite 44 nachlesen.

Vertrauen Sie Ihrer Intuition! Wenn Ihnen ein Stein nicht zusagt, sollten Sie ihn nicht verwenden – auch wenn er sehr hübsch oder ein Geschenk ist.

Am Arbeitsplatz und unterm Kopfkissen

Wenn Sie Ihren Lieblingsstein auf Ihren Schreibtisch legen, können Sie ihn oft am Tage anschauen und in die Hand nehmen. Auch neben dem Bett auf dem Nachtkästchen oder unter dem Kopfkissen wirken die Steine sehr nachhaltig.

Steinkreise zur Meditation

Um allgemein Energie zu tanken oder in einer schwierigen Lebenslage Kraft zu bekommen, können Sie in einem Steinkreis meditieren. Dazu stellen Sie an einem ruhigen Platz in Ihrer Wohnung oder in der freien Natur einen Kreis aus Edelsteinen auf. Setzen Sie sich in die Mitte, und positionieren Sie die Steine in einem Abstand um sich herum, der nicht zu weit ist, damit die Energie nicht verpufft, aber auch nicht zu eng (→ auch Seite 74).

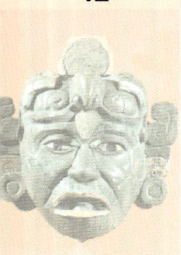

Zum Reiben und Massieren

Mit Ihren Edelsteinen können Sie direkt schmerzende Körperstellen reiben und massieren. Die Wirkung werden Sie sehr schnell spüren.

Zur Akupressur

Wenn Sie mit Edelsteinen Meridiane massieren oder sie auf bestimmte Akupressurpunkte auflegen, können sie ihre Wirkung besonders gut entfalten. Im praktischen Teil dieses Buches finden Sie zahlreiche Beispiele und Anwendungsmöglichkeiten.

Unterschätzen Sie die heilende Kraft der Edelsteine nicht. Bei negativen Auswirkungen sollten Sie die Behandlung abbrechen (Ausnahme: Erstverschlimmerung,
➔ *Kasten S. 43).*

Als Elixier und Essenz

Eine wunderbare Möglichkeit ist es, Edelsteinenergie als Elixier oder Essenz zu trinken. Dazu legen Sie den Stein Ihrer Wahl in ein Glas mit Wasser – Leitungs- oder stilles Mineralwasser – und verschließen es. Am besten nehmen Sie ein sauberes Marmeladen- oder Gurkenglas mit Plastikdeckel. Lassen Sie den Stein drei bis vier Tage darin liegen, er gibt seine Heilenergie an das Wasser ab. Sie können das Glas auch ab und zu in die Morgen- oder Nachmittagsonne stellen. Ist die Zeit vorbei, nehmen Sie den Stein heraus. Das Wasser trinken Sie in zwei bis drei kleinen Schlucken jeden Morgen auf nüchternen Magen, bis es aufgebraucht ist. Eine solche Essenz wird besonders bei chronischen Leiden angewendet.

Edelsteinessenz-Trinkkur

Mit einer Edelsteinessenz können Sie eine regelrechte Trinkkur machen. Bereiten Sie sich alle paar Tage eine frische Essenz. Diese trinken Sie drei bis vier Wochen lang jeden Morgen auf nüchternen Magen. Danach machen Sie eine Pause von vier bis sechs Wochen. Dann können Sie die Kur wiederholen oder eine Kur mit einem anderen Heilstein beginnen.

In Edelsteinessenz baden

Edelsteinessenzen können Sie auch einem Bad zugeben. Dies kann ein Hand-, Fuß- oder Vollbad sein – jedes ist auf seine Weise sehr wirksam. Baden Sie mindestens 20 Minuten in dem angereicherten Wasser.

Als Kompressen

In Edelsteinessenz getränkte Leinen- oder Baumwolltücher können Sie sehr gut als Kompressen verwenden und zum Beispiel auf die Augen, auf das ganze Gesicht oder auf jede andere Körperstelle legen.

Auch Kinder können mit Edelsteinen behandelt werden. Dies sollten Sie jedoch vorher mit dem Arzt absprechen.

In Salben und Tinkturen

Edelsteinsubstanzen werden auch Salben und Tinkturen zugefügt. Es empfiehlt sich jedoch, sie nicht selbst herzustellen, sondern von Fachleuten bereitete Fertigpräparate im Handel zu kaufen.

Erstverschlimmerungen möglich

Wie bei vielen natürlichen Heilverfahren können auch in der Edelsteintherapie Erstverschlimmerungen auftreten. Das heißt, bevor chronische Krankheiten ausheilen, werden sie wieder in ihr akutes Stadium versetzt, was sich vorübergehend wie eine Verschlimmerung anfühlt. In der Regel wird sich das Befinden jedoch spätestens nach drei Tagen deutlich bessern. Nur bei den klassischen Heilsteinen Amethyst, Bergkristall und Rosenquarz wurden derartige Reaktionen bislang nicht beobachtet. Im Repertoire der Edelsteintherapie befinden sich heute teilweise noch nicht sehr erprobte Steine, die sogar negativ wirken und unausgewogene Energien freisetzen können. Wenn Sie sich unsicher sind, sollten Sie bei den bewährten Steinen bleiben.

Edelsteine und Chakren

Das Wort »Chakra« stammt aus dem Sanskrit und heißt übersetzt »Rad« oder »Kreis«. Chakren sind Energiezentren in unserem Körper, die Energie aus der kosmischen Strahlung aufnehmen und in Kraft für den Organismus umwandeln. Die sieben Hauptchakren sind entlang der Wirbelsäule angeordnet und eng mit bestimmten Drüsen, Organen und Körperteilen verbunden. Von den Chakren gehen die Energiebahnen (Nadis) aus. Die Chakren entsprechen bestimmten Farben, repräsentieren bestimmte Lebensthemen, und ihnen sind bestimmte Edelsteine zugeordnet.

Die Chakren stellt man sich wie ein Rad vor. Sie transformieren und verteilen die Energie, die durch sie hindurchströmt.

Alle Chakren sind miteinander verbunden. Ist eines blockiert, sind auch die anderen in ihrer Funktion beeinträchtigt.

Unausgeglichene Energien in den verschiedenen Chakren haben Auswirkungen auf Persönlichkeit und Gefühlslage des Menschen. Dabei kann es sich sowohl um einen Energieüberschuss als auch einen energetischen Mangel handeln. Balancierte Energie im ersten Chakra bedeutet Lebensfreude und Bezug zur Realität, im zweiten Chakra sind es Kreativität und Sinnlichkeit, im dritten Spontaneität und Selbstbewusstsein. Bei ausgeglichenem vierten Chakra ist der Mensch mitfühlend und liebesfähig. Balance im fünften Chakra bedeutet, kommunikativ zu sein und sich gut auszudrücken, im sechsten Chakra sind Klarheit und Intuition gut entwickelt, und im siebten Chakra öffnet sich der Mensch höheren Dimensionen.

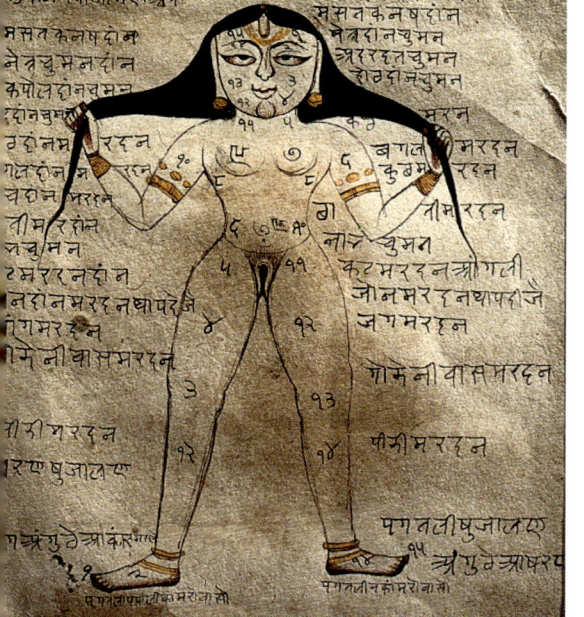

Die indische Miniatur aus dem 17. Jahrhundert zeigt die Chakren, die Energiezentren in unserem Körper.

Chakra	Drüse	Lebensthema	Farbe	Edelsteine
1. Wurzelchakra	Nebennieren	Vertrauen, Sicherheit Lebensenergie	rot	Achat, Granat, Japsis, Rubin Hämatit
2. Sakralchakra	Keimdrüsen	Sexualität Sinnlichkeit Kreativität	orange	Koralle, Karneol, Feueropal, Beryll, oranger Jaspis
3. Solarplexus	Bauchspeichel-drüse	Überleben in der Außenwelt Macht, Selbst-achtung, Erfolg	gelb	Bernstein, Tigerauge, Topas, gelber Turmalin, Citrin
4. Herzchakra	Thymusdrüse	Liebe, Mitgefühl	grün	Jade, Smaragd, Turmalin, Calcit, Amazonit, Rosenquarz Mondstein
5. Kehlkopf-chakra	Schilddrüse	Selbstausdruck Kommunikation	blau	Aquamarin Türkis, Fluorit, Chalzedon, Lapislazuli Sodalith
6. Drittes Auge	Hirnanhangsdrüse	Klarsicht, Intuition Selbsterkenntnis	indigo	Bergkristall, Azurit, Saphir
7. Scheitelchakra	Zirbeldrüse	Spiritualiltät Verbindung mit dem Kosmos	violett	Amethyst, Diamant

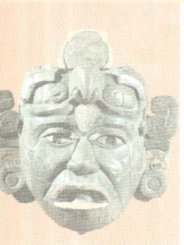

Ihre acht besonderen Edelsteine

Die acht Edelsteine Amethyst, Aquamarin, Bergkristall, Bernstein, Jade, Jaspis, Feueropal und Rubin liegen diesem Buch als Anhänger bei. Wir haben diese bewusst für Sie ausgesucht:

➡ Sie zählen einfach zu den schönsten Steinen.

➡ Sie können bei sehr vielen Beschwerden eingesetzt werden.

➡ Sie sind für alle beschriebenen Anwendungsarten geeignet.

➡ Darum sind sie sehr gut mit Akupressur kombinierbar.

➡ Für jedes Ihrer Chakren liegt ein Stein bei.

Falsch oder echt?

Imitationen, Farbaufbesserungen durch radioaktive Bestrahlung und synthetische Herstellung sind in der Edelsteinbranche leider gang und gäbe. Für Schmucksteine mag dies angehen, als Heilsteine sind derartige Produkte jedoch wertlos. Fälschungen können nur durch entsprechend ausgestattete Labors festgestellt werden. Sie können sich beim Kauf eines Edelsteines jedoch absichern, indem Sie sich die Echtheit schriftlich bestätigen lassen. Dabei sind drei Fragen wichtig: Ist der Stein echt? Ist er natürlich? Ist er unbehandelt? Werden alle drei Fragen mit Ja beantwortet und auf der Kaufquittung bestätigt, ist der Händler lebenslang dazu verpflichtet, den Stein zurückzunehmen und den Kaufpreis zu erstatten, wenn er sich als eine Fälschung erweist. Bei teuren Steinen lohnt sich eine Untersuchung durch den Fachmann. Je nach Stein kostet sie etwa 15 Euro und mehr.

Amethyst

Der Amethyst schimmert in allen Farbtönen von tiefviolett bis blasslila und ist einer der beliebtesten Edelsteine. Sein Name ist zunächst einmal etwas seltsam. Er kommt aus dem Griechischen

»methy«, das bezeichnet den Honigwein Met. »A-methy« bedeutet daher soviel wie »nicht betrunken sein«. Tatsächlich gossen die reichen Römer ihren Wein in Kelche aus Amethyst, um gegen Trunkenheit gefeit zu sein. Bischöfe trugen ihn als Ring, was sie vor den Anfechtungen der Fleischeslust bewahren sollte. Von alters her gilt dieser Edelstein als Schutz gegen die Verführung durch Sinne und Laster. Für das Volk der Maya war der Amethyst neben dem Bergkristall das Symbol der kosmischen Schöpfung. Er ist der Stein des Scheitelchakras und stärkt Weisheit und Spiritualität. In der Nacht soll er Träume fördern, am Tag das klare Denken und die Konzentration. Der Amethyst ist dem Tierkreiszeichen Wassermann zugeordnet. Die Fundstätten des Amethyst liegen in der Auvergne in Frankreich, im Ural, Brasilien, Uruguay, Mexiko, Madagaskar, Namibia, Sambia, Sri Lanka, Indien, Japan und Westaustralien.

Die berühmteste Amethyst-Sammlung besaß Katharina die Große aus Russland.

Heilwirkung

Der Amethyst hilft bei: Akne, Alkoholismus, Albträumen, Ängsten, Bindegewebsschwäche, Blähungen, Blutergüssen, Darmentzündungen, Drogensucht, Durchfall, Eileiterentzündung, Fieber, Gallensteinen, Gesichtslähmung, Gicht, Hautausschlägen, Heiserkeit, Ischiasschmerzen, Kehlkopfentzündung, Kopfschmerzen, Leberleiden, Lernschwäche, Menstruationsbeschwerden, Nahrungsallergien, Neuralgien und Nervenleiden, Nikotinsucht, Pilzinfektionen, Prostataleiden, Rippenfellentzündung, Schlafstörungen, Schnupfen, Schuppenflechte, Sonnenbrand, Tablettensucht, Wadenkrämpfen, Warzen, Wechseljahrebeschwerden, Zeckenbiss.

Der Amethyst wird auch zur Reinigung von Räumen eingesetzt. Ebenso »reinigt er die Luft« und beruhigt, wenn man wütend ist.

Aquamarin

Das Wasser der Weltmeere scheint in diesem Edelstein eingefangen und versteinert zu sein. Das gab ihm auch seinen Namen:

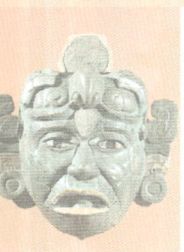

»Aqua« ist lateinisch und heißt »Wasser«, »mare« heißt »Meer«. Der Legende nach hat die Meerjungfrau selbst die meerwasserblauen Steine aus ihrem Schmuckkästchen genommen und für die Menschen an den Meeresstränden verstreut. So ist der Aquamarin der Schutz- und Glücksstein der Seefahrer geworden: Er soll ihnen eine glückliche Reise bescheren. Aber auch die Brautleute lieben ihn, da er Liebe und eheliche Treue stärkt. Der Aquamarin ist dem Tierkreiszeichen Fische zugeordnet. Fundstätten liegen auf der Insel Elba, im Uralgebirge in Russland, in den USA, in Marambais und Espirito Santo, Minas Gerais und Bahia in Brasilien, auf Madagaskar, in Südafrika, Nigeria und Mosambik, Pakistan, Afghanistan, Indien, Sri Lanka und Australien.

Der größte je gefundene Aquamarin wog über 200 Kilogramm.

Heilwirkung

Der Aquamarin hilft bei: Ängsten, Allergien, Bandscheibenleiden, depressiver Verstimmung, Frigidität, Herz-Kreislauf-Erkrankungen, hormonellen Schwankungen, Impotenz, Kiefervereiterungen, Krampfadern, Leberfunktionsstörungen, Lymphödeme, Milzleiden, Nierenfunktionsstörungen, Ödemen, Rippenfellentzündung, Schnupfen, Sehschwäche, Sonnenbrand, Verdauungsbeschwerden, Zahnfleischentzündung.

Bergkristall

Seine Reinheit und Klarheit und seine wunderschönen Kristallformen machen diesen Stein so beliebt. Er gehört zu den ältesten Edelsteinen der Welt. Lange glaubte man, im Bergkristall habe sich das ewige Eis versteinert. Indianische Völker legen ihren Neugeborenen einen Bergkristall zur Seite, um sie vor bösen Einflüssen zu schützen. Schon in den ältesten Kulturen galt er als Zauberstein der Schamanen, die ihn bis heute als Schlüssel betrachten, der ihnen die Pforten zu anderen Welten öffnet. Krankheiten wurden damit geheilt, Zukunft geweissagt und Geister und Dämonen damit vertrieben. Im Sanskrit heißt der Bergkristall »amararaina«, das heißt »Edelstein der Götter«. Für das Volk der Maya war der Bergkristall neben dem Amethyst das Symbol der kosmischen Schöpfung. Die Huichol-Indianer glauben, dass Seelen von Verstorbenen mit Hilfe eines Schamanen als Bergkristalle in die Welt der Menschen zurückkehren können. In Seelen-Ruf-Ritualen konnten sie den Lebenden als Kristalle erscheinen. Ihr Name für diesen Edelstein lautet daher auch »tewari«, was soviel wie »Ur-Ahne« bedeutet. Der Bergkristall ist dem Tierkreiszeichen Zwillinge zugeordnet. Man findet ihn in den nördlichen Kalkalpen, in den US-Staaten Alaska, Kalifornien, Nordkarolina und Colorado, in den brasilianischen Regionen Sierra dos Christaes, Cavalcante, Minas Gerais und Bahia, in Madagaskar und Namibia, Russland und Japan.

Der Bergkristall kommt relativ häufig vor und gehört daher auch zu den preiswerteren der edlen Steine.

Heilwirkung

Der Bergkristall hilft bei: Alkoholismus, Allergien, Arteriosklerose, Bindegewebsschwäche, Blasenentzündung, Bluthochdruck, Brandblasen, Durchfall, Eileiterentzündung, Gerstenkorn, Gürtelrose, Herz-Kreislauf-Erkrankungen, Hühneraugen, Kiefervereiterung, Kopfschmerzen, Krampfadern, Magenbeschwerden, Menstruationsbeschwerden, Nasenbluten, Neurodermitis, Nierenbeckenentzündung, Nikotinsucht, Ohrenschmerzen, Pilzinfektion, Potenzschwäche, Prostataleiden, Rheuma, Rückenschmerzen, Schilddrüsenstörungen, Schwindel, Venenentzündung, Wechseljahrebeschwerden.

Bernstein

Fossiles Harz ist die Grundsubstanz dieses meist honigfarbenen Edelsteins, das im Laufe von 50 Millionen Jahren versteinert wurde. Sein Name kommt von dem niederdeutschen »börnen«, das

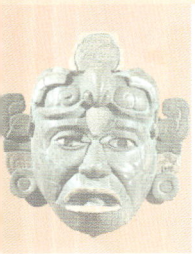

»brennen« heißt, denn der Stein lässt sich leicht anzünden und verbrennen. Auch die Namen Amber und Succinit werden für den Bernstein verwendet. Am Meer gefundener Bernstein wird häufig See-Bernstein oder Meerstein genannt. Viele Steine haben so genannte Einschlüsse wie Wasserbläschen, Stücke von Rinden, Samen von Pflanzen oder ganze Insekten. Wenn man den Bernstein mit einem Tuch reibt, entsteht eine starke elektrische Ladung. Deshalb hieß dieser Edelstein bei den Griechen »elektron«, woraus sich unser Wort Elektrizität herleitet. Bernstein ist sehr empfindlich gegen Berührung durch Alkohol, Benzin, Säuren und Laugen. Schmuckstücke aus Bernstein sollten daher beim Waschen immer abgelegt werden. Der Bernstein ist dem Tierkreiszeichen Stier zugeordnet. Bis nach dem Zweiten Weltkrieg waren die Bernsteinwerke in Ostpreußen die Hauptlieferanten für die Edelsteinindustrie. Schon der römische Kaiser Nero ließ einen Kriegszug zur Ausbeutung dieser Fundstätten unternehmen, und der Haupthandelsweg wurde daraufhin »Bernsteinstraße« genannt. Man findet Bernstein außerdem in der Dominikanischen Republik.

Ein Bernstein, in den ein ganzes Insekt eingeschlossen ist, gilt als besonders begehrenswert und wertvoll.

Heilwirkung

Der Bernstein hilft bei: Akne, Atemwegserkrankungen, Bandscheibenleiden, Darmbeschwerden, depressiver Verstimmung, Eileiterentzündung, Fieber, Gallenleiden, Gelenkschmerzen, Grippe, Haarausfall, Ischiasschmerzen, Keuchhusten, Kiefervereiterung, Krampfadern, Magenschmerzen, Magersucht, Mandelentzündung, Menstruationsbeschwerden, Minderwertigkeitsgefühlen, Nahrungsallergie, Nasenbluten, niedrigem Blutdruck, Nierenleiden, Pilzinfektionen, Rückenschmerzen, Schilddrüsenfunktionsstörungen, Schuppenflechte, Stottern, Schwindel, Unfruchtbarkeit, Venenentzündung, Verstopfung, Vaginalinfektionen, Warzen, Wechseljahrebeschwerden, Wunden, Zwölffingerdarmgeschwüren.

An den Stränden der Ostsee bis hinauf nach Litauen konnten bis vor einigen Jahrzehnten auch normale Strandbummler Bernsteine einfach aufsammeln.

Jade

Schon vor über 2000 Jahren verehrten die Chinesen die Jade als Symbol der fünf Tugenden Barmherzigkeit, Bescheidenheit, Gerechtigkeit, Mut und Weisheit. Seit vielen Jahrhunderten ist die positive Wirkung von Jade auf die Nierenfunktion bekannt, was dem Stein seinen Namen verlieh. Er kommt aus dem Spanischen »pietra de la ijada«, was soviel wie »Lendenstein« bedeutet. Die meist mattgrüne bis dunkelgrüne Tönung dieses Steins ordnet ihn dem Herzchakra zu und lässt ihn für innere Ruhe, Harmonie und Liebe sorgen. Er gilt als Schutzstein gegen Niedergeschlagenheit, und unter das Kopfkissen gelegt, sorgt er für einen erholsamen Schlaf. Jade ist dem Tierkreiszeichen Waage zugeordnet. Fundstätten der Jade liegen in Russland, Kanada, Ägypten, Burma und China.

Jade wirkt blutstillend. Darum sollten schwangere Frauen während der Geburt einen Jadestein in der Hand halten oder eine Jadekette tragen.

Heilwirkung

Die Jade hilft bei: Ängsten, Antriebslosigkeit, Bluthochdruck, Darmentzündungen, depressiver Verstimmung, Diabetes, Erbrechen, Erkältung, Gelbsucht, Gesichtslähmung, Haarausfall, Heiserkeit, Keuchhusten, Kopfschmerzen, Magersucht, Menstruationsbeschwerden, Minderwertigkeitsgefühlen, Nervenleiden, Nierenfunktionsstörungen, Ödemen, Potenzschwäche, Schilddrüsenfunktionsstörungen, Schlafstörungen, Schwangerschaftsbeschwerden, Sonnenbrand, Sodbrennen, Stress, Übelkeit, Unfruchtbarkeit, Vergiftungen.

Jaspis

Der Jaspis wurde nach seinem Aussehen benannt. In Assyrien wurde er »aschpu«, in Griechenland »iaspis« genannt, was beides soviel wie »gesprenkelt« oder »geflammt« bedeutet. Er ist vor allem gelb, rotbraun oder grün und eben gesprenkelt. In der Bibel wird

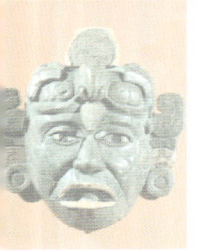

der Jaspis als überaus edler Stein beschrieben, und in der Offenbarung wird er gleich dreimal genannt: als Mauerbaustein der Gottesstadt, als »kostbarer Stein« und als erster aller zwölf Grundedelsteine. Er ist der Stein des Frühlings und des Neubeginns. Die Indianer schätzten ihn wegen seiner Heilwirkungen und weil vor allem der rote Jaspis die sexuelle Kraft stärken soll. Schon im Altertum wurde der Stein zu erotischen Massagen verwendet. Bekannt ist er auch als Schutzstein für Neugeborene gegen vielerlei Krankheiten. Den Jaspis gibt es in vielen Farben – gelb, beige, rot, grün, grau, braun – die jeweils spezielle Heilwirkung haben. Der Jaspis, der diesem Buch beiliegt, ist eher unscheinbar beigebraun. Brauner und gelber Jaspis helfen bei Erkrankungen des Darms und der Verdauungsorgane. Der Jaspis ist dem Tierkreiszeichen Jungfrau zugeordnet. Fundstätten des Jaspis liegen in den USA, Mexiko, Südafrika, Madagaskar, Indien und Australien.

Der Jaspis schenkt Besonnenheit, Ausdauer und Kraft. Er hilft, die Widrigkeiten des Alltags gelassen zu meistern.

Heilwirkung

Der Jaspis hilft bei: Ängsten, Alpträumen, Bandscheibenbeschwerden, Blähungen, Blutarmut, Durchfall, Gallensteinen, Gedächtnisschwäche, Geschlechtskrankheiten, Gürtelrose, Haarausfall, Hämorrhoiden, Herz-Kreislauf-Erkrankungen, Ischiasschmerzen, Kopfschmerzen, Lungenentzündung, Magenschmerzen, Menstruationsbeschwerden, Nervosität, Pilzinfektionen, Potenzschwäche, Reisekrankheit, Rheuma, Schilddrüsenstörungen, Schlaflosigkeit, Schnupfen, Schuppenflechte, Schwangerschaftsbeschwerden, Schwerhörigkeit, Stress, Vergiftungen, Verstopfung.

Aquamarin, Rubin, Amethyst, Jaspis, Bergkristall, Jade, Feueropal und Bernstein – diese acht Edelsteine liegen diesem Buch als Anhänger bei.

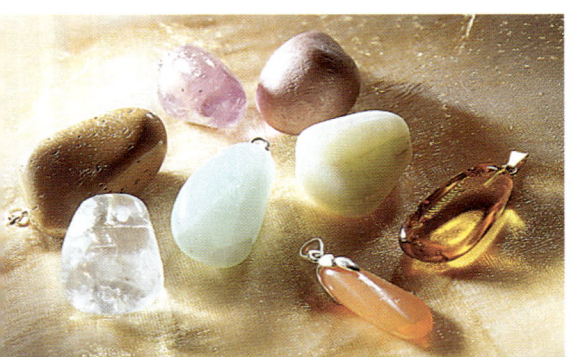

Opal

Der Opal gilt als der geheimnisvollste aller Edelsteine. Alle Rätsel der

Farbschöpfung des Kosmos scheinen sich in ihm zu verbinden – milchiges Weiß, flammendes Rot, glänzendes Purpur, schimmerndes Meeresgrün, goldenes Sonnengelb, strahlendes Blau und tiefes Schwarz. Sein Name stammt aus dem Indischen: »Upala« heißt »Edelstein«. Als »Stein der Hoffnung« wurde er verehrt, da er wie die Farben auch die Tugenden aller Edelsteine in sich zu vereinen scheint. Der Feueropal ist der einzige Edelstein, in dem Orange in allen Abstufungen von Gelb bis Rot vorkommt. Er soll für gute Durchblutung sorgen und Mut, Willensstärke und Energie verleihen. Der Stein ist dem Tierkreiszeichen Widder zugeordnet. Den Opal findet man vor allem in der Slowakei, der Ukraine und Kasachstan, der Türkei, den USA, Brasilien, Honduras, Indonesien, Mali, Äthiopien und Australien.

Heilwirkung

Der Opal hilft bei: Ängsten, Antriebslosigkeit, Arteriosklerose, Blutarmut, Depressionen, Dickdarmentzündung, Fieber, Frigidität, Gereiztheit, Halsschmerzen, Hautausschlägen, Herz-Kreislauf-Beschwerden, Husten, Kiefervereiterung, Leberleiden, Magenschleimhautentzündung, Magersucht, Potenzschwäche, Rheuma, Schnupfen, Schüchternheit, Stress, Verdauungsproblemen.

In »Reineke Fuchs« wird dem Rubin Heil- und Schutzwirkung zugeschrieben.

Rubin

Der rot schimmernde Rubin wurde als Stein der Liebe und des Glücks verehrt. Neben dem Diamanten zählt er zu den wertvollsten Edelsteinen überhaupt. Sein Name rührt von dem Sanskritwort »rubeus« her, das auf Deutsch »rot« heißt. In früheren Zeiten wurde der Rubin auch Karfunkel genannt. Goethe besang ihn unter diesem Namen in seinem »Reineke Fuchs«. Der Rubin ist dem Tierkreiszeichen Löwe zugeordnet. Rubine findet man in Norwegen, Brasilien, Sri Lanka, Burma, Indien und Thailand.

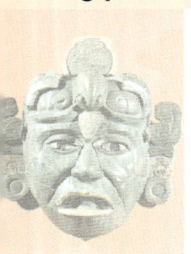

Heilwirkung

Der Rubin hilft bei: Ängsten, Arteriosklerose, Atemwegserkrankungen, Blutarmut, Bluthochdruck, Darmentzündungen, depressiver Verstimmung, Diabetes, Erschöpfung, Fieber, hormonellen Störungen, Hühneraugen, Infektionen, Kopfschmerzen, Krampfadern, Menstruationsbeschwerden, Milzleiden, Minderwertigkeitsgefühlen, Mittelohrentzündung, Mutlosigkeit, Nasenbluten, Neurodermitis, Nierensteinen, Ohrgeräuschen, Übergewicht, Verstopfung, Wechseljahrebeschwerden, Wetterfühligkeit, Zahnschmerzen.

Vor allem, wenn Sie die Edelsteine zu Heilzwecken verwenden wollen, sollten Sie bei der Auswahl sehr sorgfältig vorgehen und auf Ihre Intuition hören.

Weitere Heilsteine von Achat bis Zirkon

Neben den acht Steinen, die diesem Buch beigefügt sind, gibt es natürlich noch viel mehr wirkungsvolle Heilsteine. Im Folgenden finden Sie die gebräuchlichsten beschrieben. Wenn Sie einen Stein kaufen, lassen Sie sich beim Aussuchen Zeit, und hören Sie ruhig auf Ihr Gefühl. Letztlich muss der Stein Ihre persönlichen Bedürfnisse erfüllen.

Schon die Römer schätzten den Achat und den Beryll. Der Aventurin ist als preiswerter Heilstein beliebt.

Achat

Seinen Namen hat der Stein von dem Fluss Achates auf Sizilien, wo der Überlieferung nach die ersten dieser Edelsteine gefunden wurden. Achate gibt es in ganz verschiedenen Farben, je nach Fundort. Edelsteine aus Brasilien und Uruguay sind meistens grau oder braun, Steine aus der Umgebung von Idar-Oberstein ebenfalls, dort fand man aber auch Steine in zartrosa, gelb und blassblau. Achate

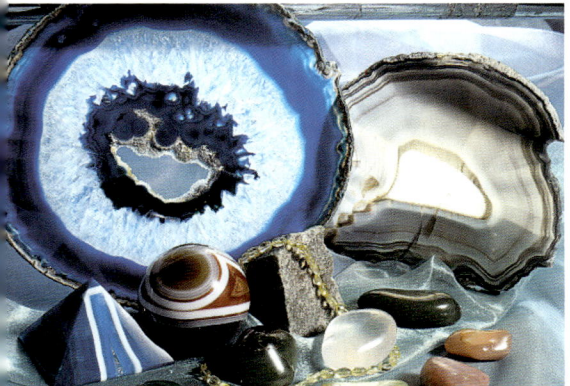

werden teilweise durch einen Oxidationsprozess rot, braun oder schwarz gefärbt und dann Karneol, Sarder oder Onyx genannt. Man nimmt an, dass die Steine in Hohlräumen von Lavagestein entstanden sind. Schon den Römern waren die Funde um Idar-Oberstein bekannt. Durch die Ausbeutung der Läger sind die Vorkommnisse jedoch erschöpft. Die wichtigsten Produktionsgebiete liegen heute in Südamerika, Mexiko, Indien, USA und Madagaskar.

Der Achat schützt das werdende Leben. Darum gilt er als Schutzstein für Schwangere – vor allem während der Entbindung.

Heilwirkung

Der Achat hilft bei: Aggressivität, Allergien, Asthma, Augenerkrankungen, Blasenentzündung, Blasenschwäche, Bluterguss, depressiver Verstimmung, Ekzemen, Epilepsie, Grippe, Insektenstichen, Krampfadern, Magersucht, Nierensteinen, Prostataleiden, Rheuma, Schnarchen, Stress, Vergiftungen, Weitsichtigkeit.

Aventurin

Der Aventurin besteht aus feinkörnigem Quarz und schimmert in den Farben Braunrot, Gelb und Weiß, manchmal auch Blau oder Grün. Er wird vor allem im Russland, Brasilien, China, Indien und Madagaskar gefunden.

Heilwirkung

Der Aventurin hilft bei: Akne, Allergien, Ängsten, Asthma, Gereiztheit, Haarausfall, Hüftgelenkschmerzen, niedrigem Blutdruck, Nierensteinen, Schuppenflechte, Sonnenbrand, Unsicherheit, Verdauungsstörungen, Weitsichtigkeit, Wunden.

Beryll

Der Name Beryll stammt aus dem Griechischen, »beryllos« heißt »Brille«. Schon im Altertum benutzte man den Edelstein als Lese-

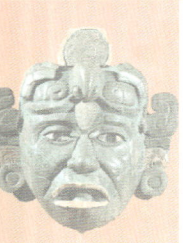

hilfe. Man sagt ihm nach, dass er der Stein der Menschen sei, die viel unterwegs sind, und sie vor allen Formen der Reisekrankheit schütze. Die Steine sind weiß, bläulich oder grünlich, rosafarben, goldgelb oder auch rötlich. Manche sind trüb, andere klar wie Wasser. Durch Erhitzung oder Röntgenbestrahlung werden die Farben dieser Edelsteine teilweise verändert oder intensiviert. Verbreitet sind Berylle in Madagaskar, Kalifornien, Brasilien, Sri Lanka, Afghanistan und Südwestafrika sowie in Russland und Australien.

Heilwirkung

Der Beryll hilft bei: Augenerkrankungen, Bettnässen, Durchfall, Erkältungskrankheiten, Hämorrhoiden, Heiserkeit, Herzbeschwerden, Kopfschmerzen, Kurz- und Weitsichtigkeit, Lebererkrankungen, Magenschmerzen, Mittelohrentzündung, Reisekrankheit, Sonnenbrand, Stress, Zahnfleischentzündung.

Calcit

Der Name dieses Steins kommt vom griechischen »chalix«, das heißt »kleiner Stein« und vom römischen »calx«, das heißt »Kalk«. Ein anderer Name für ihn ist »Kalkspat«. Der Calcit glänzt in den Farben Rot, Gelb, Orange, Grün, Rosa, Blau, Weiß, Grau, Braun, Schwarz oder ist farblos. Er wird vor allem in Peru, Brasilien, Mexiko, in den USA, Frankreich, der Schweiz und Süddeutschland gefunden.

Der Calcit sorgt für gesunde Knochen. Besonders bei Kindern kann er das Knochenwachstum fördern.

Heilwirkung

Der Calcit hilft bei: Albträumen, Bandscheibenbeschwerden, Erschöpfung, Gedächtnisschwäche, Gesichtslähmung, Herzbeschwerden, Magenschmerzen, Minderwertigkeitsgefühlen, Muskelkater, Nierenleiden, Zahnschmerzen, Zahnfleischbluten.

Chalzedon

Dem Chalzedon sagt man nach, dass er heiter stimme und Unzu-
friedenheit und Melancholie vertreibe. Der Name geht entweder
auf die griechische Stadt Kalchedon zurück, wo die ältesten Fund-
stellen des Edelsteines liegen, oder auf Karthago, das auch Kar-
chedon genannt wurde. Heute wird er vor allem in Schlesi-
en, der Türkei, Russland, Namibia, Südafrika, den USA und
Indien abgebaut.

**Der Chalzedon
ist seit alters
her der Stein der
Redner. Er soll
bei Sprach-
schwierigkeiten
helfer und die
Rhetorik unter-
stützen.**

Heilwirkung

Der Chalzedon hilft bei: Aggressivität, Allergien, Diabetes
im Frühstadium, Erkältungskrankheiten, Erkrankungen im
Hals- und Kopfbereich, Erschöpfung, Fieber, Gallensteinen,
Heiserkeit, Husten, Konzentrationsmangel, Krampfadern,
Ödemen, Schlafstörungen, Schüchternheit, Schnupfen,
Schwitzen, Stottern, Warzen, Wechseljahrebeschwerden.

Citrin

Citrin heißt auf Französisch »zitronenfarbig«. So schimmert denn
auch dieser Edelstein zitronengelb, goldfarben oder honiggelb,
manchmal ist er auch bräunlich und durchsichtig. In früheren
Jahrhunderten wurde er als Sonnenstein verehrt und getragen,
um sich vor dem bösen Blick zu schützen. Man findet ihn in Frankreich, Spanien, Russland, Brasilien und Madagaskar.

*Gelb bis honig-
farben sticht der
Calcit unter
Chalzedon und
Citrin hervor.*

Heilwirkung

Der Citrin hilft bei: Gebärmutterent-
zündung, Heiserkeit, Ischiasschmerzen, Keuchhusten, Kopfschmerzen,
Krampfadern, Rheuma, Schnupfen,
Verstopfung, Wetterfühligkeit.

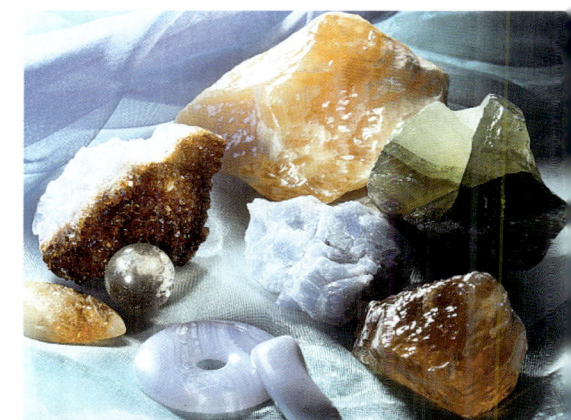

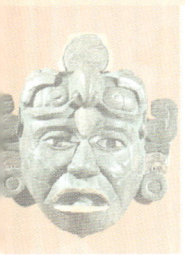

Diamant

Schon im Altertum galt der Diamant aufgrund seiner Klarheit und Reinheit als der mächtigste aller Edelsteine im Kampf gegen das Böse. Der Diamant, der König der Edelsteine, besteht als einziger nur aus einem einzigen Element, nämlich Kohlenstoff. Zum kostbarsten Stein im Reich der Minerale machen ihn vor allem drei Eigenschaften: Seine besondere Härte, weswegen er in der Industrie auch als Schneide-, Bohr- und Schleifinstrument benutzt wird, sowie seine enorme Fähigkeit der Lichtbrechung und der Farbzerstreuung. Bis zum 18. Jahrhundert war Indien das einzige Land, in dem Diamanten gefunden wurden. In der Mitte des 19. Jahrhunderts wurden dann die ergiebigen Fundstätten des Edelsteins in Afrika, Australien und Brasilien entdeckt, die bis heute Hauptlieferanten für den Weltmarkt sind.

Durch seinen Schliff, der im 15. Jahrhundert erfunden wurde, wird der Diamant zum Brillanten und damit neben dem Smaragd zum teuersten Edelstein der Welt.

Heilwirkung

Der Diamant hilft bei: Bettnässen, Blähungen, Bronchitis, Darmentzündungen, Eifersucht, Erschöpfung, Fußpilz, Gedächtnisschwäche, Gicht, Gürtelrose, Haarausfall, Hitzewallungen, Ischiasschmerzen, Kopfschmerzen, Konzentrationsmangel, Krampfadern, Muskelkater, Prostataleiden, Rheuma, Schlafstörungen, Schwindel, Sehnenscheidenentzündung, Sonnenbrand, Verstopfung, Zahnfleischentzündung, Zysten.

Attraktiv: die sternförmig und rund geschliffenen Hämatite. Granat und Diamant sind extrem harte Edelsteine.

Granat

Der Granat erhielt seinen Namen von den Römern, die ihn »den Körnigen« nannten, von »granum« – das Korn. »Granatenhart« sagt der Volksmund und bezieht sich damit auf die

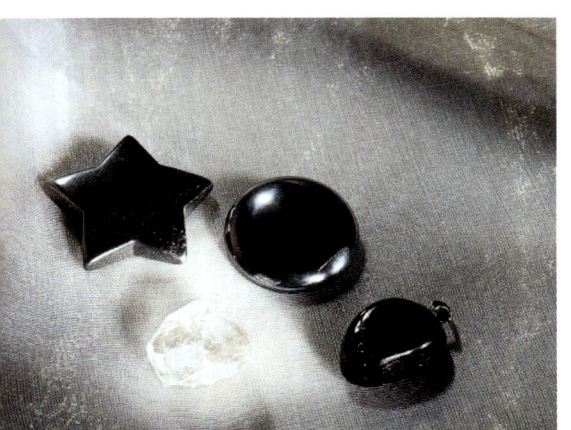

außerordentliche Härte des Steins: Der Granat wird auch als Schleif- und Poliermittel benutzt. Unterschieden werden der blutrote Almandin, der purpurrote Rhodolith, der hellrote Hessonit, der gelb- bis braunrote Spessartin, der braungrüne Großular, der gelbgrüne Andradit, der grüne Uwarowit und der schwarze Melanit. Als schönster Granatstein gilt der blutrote Pyrop aus Südafrika, der dort als Begleitmaterial des Diamanten gewonnen wird. Weitere Fundstätten sind Madagaskar, Australien und Indien.

Heilwirkung

Der Granat hilft bei: Antriebslosigkeit, Bauchspeicheldrüsenerkrankungen, Blutarmut, Depressionen, Durchblutungsstörungen, Geschlechtskrankheiten, Haltungsschäden, Herz-Kreislauf-Erkrankungen, Impotenz, Leberschwäche, Nervosität, Nierenleiden, Pilzinfektionen, Rheuma, Wirbelsäulenbeschwerden, Zellulitis.

Hämatit

Der Name kommt von dem griechischen Wort »haemeteios«, das heißt »blutig«. Der Hämatit wird deswegen auch oft Blutstein genannt. Bei der Verarbeitung des Steins färben sich die Finger blutrot. Im alten Ägypten wurde den Toten ein Blutstein mit ins Grab gelegt, für göttlichen Frieden auf der Reise in die andere Welt. Den Hämatit findet man in der Schweiz, in Russland, in den USA und in Brasilien.

Hämatit wirkt ausgleichend und aufbauend. Stellen Sie eine Hämatitkugel auf Ihren Schreibtisch – Sie werden positiver ans Werk gehen

Heilwirkung

Der Hämatit hilft bei: Ängsten, Blutarmut, Eisenmangel, erhöhtem Blutdruck, erhöhtem Blutzuckerspiegel, Heiserkeit, Heuschnupfen, Hormonschwankungen, Krampfadern, Menstruationsbeschwerden, niedrigem Blutdruck, Potenzstörungen, Prellungen, Prostataleiden, Schlaflosigkeit, Schnarchen, Schwermut.

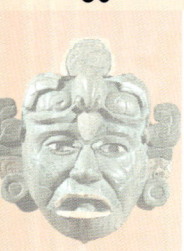

Heliotrop

Die Griechen nannten den Heliotrop den »Sonnwendstein«. Für sie stärkte dieser Edelstein die Verbindung zwischen Menschen und Göttern. Der Heliotrop ist von grüner Farbe und hat rote Punkte. Seine Fundstätten liegen in den USA, Brasilien, China, Australien und Indien.

Heilwirkung

Der Heliotrop hilft bei: Atembeschwerden, Albträumen, Blasenentzündung, Durchblutungsstörungen, Eisenmangel, Erschöpfung, Gelenkschmerzen, Gicht, Grippe, Haarausfall, Heiserkeit, Herz-Kreislauf-Erkrankungen, Hörsturz, Immunschwäche, Infektionen, Ischiasschmerzen, Konzentrationsstörungen, Krampfadern, Nasenschleimhautentzündungen, Nervosität, Ödemen, Ohrenschmerzen, Potenzschwäche, Rheuma, Sehnenscheidenentzündung, Wadenkrämpfen.

Tragen Sie in der kühlen Jahreszeit eine Heliotropkette. Dies stärkt Ihr Immunsystem.

Karneol

Vom Karneol wird berichtet, dass er vor allem gegen Unfälle und Vergiftung schützt. Auf Lateinisch heißt er »corneolus«, das bedeutet »kirschfarben« – daher stammt der Name dieses roten Steins. Auch andere Schattierungen und Farben sind bekannt, vor allem gelb, orange, rotbraun und braun. Den Karneol findet man in Uruguay, Brasilien, Südafrika, Botswana, Indien und Australien.

Unverkennbar: der grüne Heliotrop mit roten Einsprengseln, weiße und rote Korallen sowie der orangefarbene bis bräunliche Karneol.

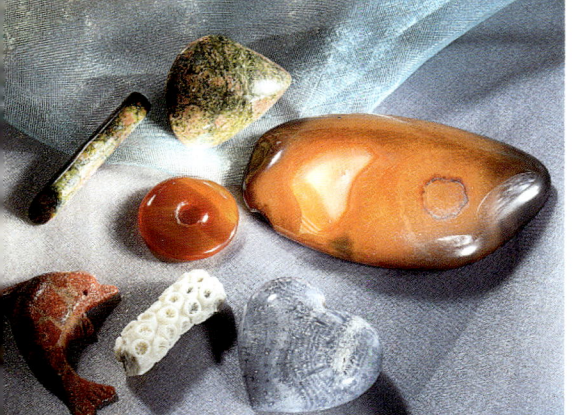

Heilwirkung

Der Karneol hilft bei: Ängsten, Antriebslosigkeit, Asthma, Blutvergif-

tung, Bronchitis, erhöhtem Blutdruck, erhöhtem Blutzuckerspiegel, Fieber, kalten Füßen, Gallensteinen, Geschlechtskrankheiten, Gürtelrose, Herz-Kreislauf-Beschwerden, Heuschnupfen, Infektionen, Knochenbruch,
Konzentrationsstörungen, Leberfunktionsstörungen, Nahrungsallergien, Nasenbluten, niedrigem Blutdruck, Nierenbeckenentzündung, offenen Beinen, Parodontose,
Prellungen, Rheuma, Rückenschmerzen, Stottern, Verdauungsstörungen, Vergiftungen, Zahnfleischbluten.

Um Faten zu
mildern, trnken
Sie täglich mor-
gens auf nüch-
ternen Magen
ein Glcs Kar-
neol-Essenz.

Koralle

Aus der großen Familie der Korallen gibt es einige Edelkorallen,
die als Edelsteine gelten. Sie werden in einer Tiefe von 50 bis 200
Metern im Meer von Korallenbänken mit Korallennetzen geborgen. Dabei entstehen allerdings erhebliche ökologische Schäden
in den Riffen. Die Koralle spielte in allen Heiltraditionen immer
eine wichtige Rolle. Sie wurde zermahlen und mit Wasser ver-
mengt und gegen zahlreiche innere Leiden verordnet. Pulverisiert
und mit Fett vermischt wurde sie als Salbe zur Wundheilung eingesetzt, und Korallenstücke wurden als schützendes Amulett von
werdenden Mütter getragen. Bauern verstreuten zermahlene Koralle auf ihren Feldern, um gegen Unwetter und Heuschrecken-
plage gefeit zu sein. Korallen kommen vor allem im Mittelmeer, an
den Küsten der Kanarischen Inseln, im Roten Meer, am Golf von
Biscaya, im malaysischen Archipel, in Australien und Japan vor.

Heilwirkung

Korallen helfen bei: Abszessen, Ängsten, Blutarmut, Durchblutungsstörungen, erhöhtem Blutdruck, Herz-Kreislauf-Beschwerden, Husten, Karies, Melancholie, Menstruationsbeschwerden,
niedrigem Blutdruck, Parodontose, Rachitis, Röteln, Schwangerschaftsbeschwerden, Unfruchtbarkeit, Vergiftungen.

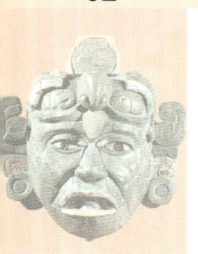

Labradorit

Der Labradorit wurde nach der kanadischen Halbinsel Labrador benannt, wo er 1770 zum ersten Mal gefunden wurde. Weitere Lagerstätten sind Finnland, die Ukraine und Madagaskar. Seine Farben sind Weiß, Gelb, Graugrün, Grau, Braun und Schwarz und bunt schillernd.

Bei seelischen und emotionalen Problemen wirken Meditationen mit einem Labradorit ausgleichend.

Heilwirkung

Der Labradorit hilft bei: Gedächtnisstörungen, Gicht, Herz-Kreislauf-Beschwerden, Immunschwäche, Kälteempfindlichkeit, Kalziummangel, Misstrauen, niedrigem Blutdruck, Nierenleiden, Rheuma, Stress, Wetterfühligkeit, Wut.

Lapislazuli

Die Römer nannten den Stein »lapis lazuli«, das heißt »blauer Stein«. Er gilt als Glücksstein. Beispielsweise trug Napoleon immer einen Skarabäus aus Lapislazuli bei sich und behauptete, ihm verdanke er sein Glück in den Schlachten. Der Lapislazuli kommt vor allem in Russland, den USA, Afghanistan und Chile vor.

Heilwirkung

Der Lapislazuli hilft bei: Durchblutungsstörungen, Entgiftung und Entschlackung, Entzündungen, Gliederschmerzen, Hautausschlägen, Heiserkeit, Herz-Kreislauf-Beschwerden, hormonellen Schwankungen, Infektionen, Insektenstichen, Ischiasschmerzen, Kehlkopfentzündung, Konzentrationsmangel, Konfliktscheu, Kopfschmerzen, Krampfadern, Lungenentzündung, Mandelentzündung, Menstruationsbeschwerden, Minderwertigkeitsgefühlen, Nervenleiden, Rheuma, Schilddrüsenfunktionsstörungen, Schlafproblemen, Schuppenflechte, Schwellungen, Sonnenbrand, Starrsinn, Verdauungsstörungen.

Malachit

Der Malachit schillert in allen Grüntönen – hellgrün, blaugrün, dunkelgrün und schwarzgrün. Im Altertum wurde vor allem die grüne Farbe aus ihm gewonnen und beispielsweise in der Kosmetik als Lidschatten verwendet. Der Malachit besteht aus Kupferkarbonat. Wenn man ihn erhitzt, entweicht das Wasser aus ihm, und der Stein wird schwarz. Der Malachit wird vor allem im Ural, in Südwestafrika, Kongo, Katanga und Simbabwe, in Chile, den USA und Australien abgebaut.

Noch heute wird der Mondstein für baldigen Nachwuchs an Brautpaare verschenkt.

Heilwirkung
Der Malachit hilft bei: Atemwegserkrankungen, Bandscheibenleiden, Bettnässen, Darmkrankheiten, Durchblutungsstörungen, Fieber, Frustration, Gallenkolik, Gelenkentzündungen, Genickstarre, Grippe, Herz-Kreislauf-Beschwerden, Ischiasschmerzen, Keuchhusten, Kopfschmerzen, Lungenentzündung, Prellungen, Rheuma, Rippenfellentzündung, Schilddrüsenfunktionsstörungen, Schuppenflechte, Unentschlossenheit, Verbrennungen, Verstauchungen, Zahnfleischschwund.

Mondstein

Der Mondstein trägt seinen Namen auf Grund seines kühlen, meist weiß-blauen, durchscheinenden Schimmers. Im Orient galt dieser Stein als Symbol der Fruchtbarkeit, die Frauen nähten sich deswegen kleine Mondsteine in den Kleidersaum. Der Stein wird in den USA, Brasilien, Sri Lanka, Indien und Madagaskar gefunden.

Ihre Farben machen die Bestimmung von Labrador (Weiß), Lapislazuli (Blau), Malachit (Grün) leicht. Den Mondstein kennzeichnet ein weiß-blauer Lichtschein.

Heilwirkung
Der Mondstein hilft bei: Darmentzündungen, Diabetes im Frühstadi-

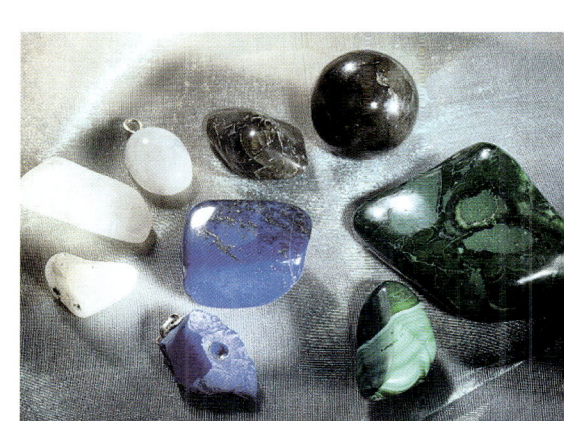

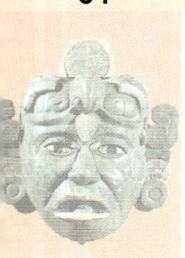

um, Durchblutungsstörungen, Eierstockentzündung, Fettsucht, grauem Star, Hautausschlägen, hormonellen Störungen, Menstruationsbeschwerden, Milzleiden, Ödemen, Potenzstörungen, Schilddrüsenfunktionsstörungen, Stress, Unfruchtbarkeit, Verdauungsproblemen, Warzen, Wechseljahrebeschwerden.

Moosachat

Der Moosachat gilt von alters her als Glücksbringer, der vor finanziellen Verlusten schützt. Er zeigt neue Wege auf, wenn die Situation hoffnungslos erscheint. Der Moosachat soll auch die Insulinproduktion der Bauchspeicheldrüse anregen und ist deswegen Diabetikern zu empfehlen. Seine Fundstätten liegen in den USA, Brasilien, Indien, Botswana und Burma.

Der Moosachat verleiht die Fähigkeit, zwischen wahren und falschen Freunden zu unterscheiden.

Heilwirkung

Der Moosachat hilft bei: Ängsten, Bindegewebsschwäche, Blasenentzündung, Diabetes, erhöhtem Cholesterinspiegel, Erschöpfung, Fieber, Gebärmutterzysten, Gesichtslähmung, Hausstauballergie, Heiserkeit, Hühneraugen, Husten, Kehlkopfentzündung, Lungenentzündung, Lymphknotenschwellung, Mutlosigkeit, niedrigem Blutdruck, Nierenleiden, Pilzinfektionen, Potenzschwäche, Rheuma, Stoffwechselerkrankungen, Warzen.

Moosachat, tiefschwarzer Onyx und Perle sind von edlem Aussehen.

Onyx

Der Name des Edelsteins kommt aus dem Griechischen und heißt übersetzt »Fingernagel«. Der Onyx ist in der Regel schwarz, manchmal ist er von weißen Ringen und Lagen durchzogen. Früher wurde der Onyx bevorzugt für

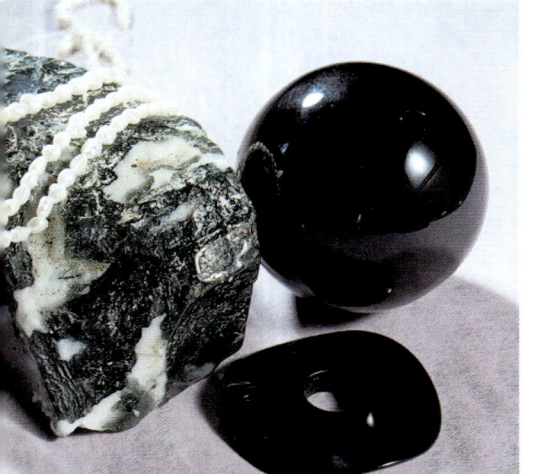

Siegelringe verwendet. Der Stein kommt in den USA, Mexiko, Brasilien, Indien, Madagaskar und den arabischen Ländern vor.

Heilwirkung

Der Onyx hilft bei: Ängsten, Arteriosklerose, Atemwegserkrankungen, Blasenentzündung, brüchigen Nägeln, Diabetes, Durchblutungsstörungen, Fieber, Hautausschlägen, Herz-Kreislauf-Beschwerden, Innenohrentzündung, Magenschmerzen, Milzleiden, Minderwertigkeitsgefühlen, Nierenerkrankungen, Pilzinfektionen, Schwerhörigkeit, Schwermut, Schwindel, Sehschwäche, Stress, Wetterfühligkeit.

Perle

Perlen entstehen in Austern, die in Muschelbänken in küstennahen Gebieten leben. Wenn ein Fremdkörper, zum Beispiel ein Sandkorn, in das Muschelinnere gelangt, bilden die Austern Perlmutt. Der Mensch macht sich dies schon seit langem zu Nutze und schiebt der Muschel kleine Fremdkörper ins Innere, denn von Natur aus produziert nur jede 40. Muschel dieses begehrenswerte Schmuckstück. In China ist der Perlenhandel fast 4500 Jahre alt. Die größte bislang gefundene Perle hat ein Gewicht von 450 Karat und wird in einem Museum in London aufbewahrt. Perlen gibt es vor allem am Persischen Golf und am Golf von Mexiko, in Sri Lanka, Polynesien, Birma, Japan, China und Australien.

Echte Perlen werden von Perlentauchern seit jeher, zum Teil bis zum heutigen Tag, aus großer Tiefe geborgen.

Heilwirkung

Perlen helfen bei: Allergien, Atemwegserkrankungen, Bandscheibenbeschwerden, Diabetes, Eileiterentzündung, Fettsucht, Fieber, Gicht, Husten, Impotenz, Ischiasschmerzen, Kopfschmerzen, Krampfadern, Magenschleimhautentzündung, Mandelentzün-

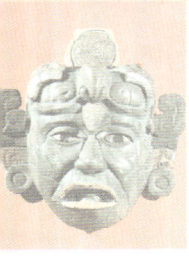

dung, Milzleiden, Sehproblemen, Stirnhöhlenkatarrh, Venen-entzündung, Verdauungsstörungen, Wetterfühligkeit und Zahn-schmerzen.

Pyrit

Der Name stammt aus dem Griechischen: »Pyrites lithos« heißt »Feuerstein«, da er in früheren Zeiten auch zum Funkenschlagen verwendet wurde. Da Pyrit wie Gold glänzt, glaubten die Alchimis-ten des Mittelalters, dass in diesem Edelstein das Geheimnis des Goldes verborgen sei. Daher wird der Pyrit auch manchmal Katzengold genannt. Die Fundstätten des Steines sind die Insel Elba, Schweden, die Vereinigten Staaten, Mexiko, Peru und Aus-tralien.

Heilwirkung

Golden glänzen die Pyrite, darun-ter eine Pyrit-Sonne, zartrosa schimmert der Rosenquarz. Der Saphir kann in vielen Farben auftreten.

Der Pyrit hilft bei: Ängsten, Atemwegserkrankungen, Blutarmut, Bluterguss, depressiver Verstimmung, Diabetes, Durchblutungs-störungen, Erkältung, Gicht, Ischiasschmerzen, Lungenentzün-dung, Menstruationsbeschwerden, Rheuma, Rippenfellentzün-dung, Rückenschmerzen, Sodbrennen, Stoffwechselerkrankungen, Stottern, Verdauungsstörungen, Verspannungen.

Rosenquarz

Seine blassrosa rosenähn-liche Farbe gab dem Ro-senquarz seinen Namen. Er ist traditionell der Stein der Liebe und der Erotik. Rosenquarz mil-dert die Wirkung von schädlichen Strahlungen

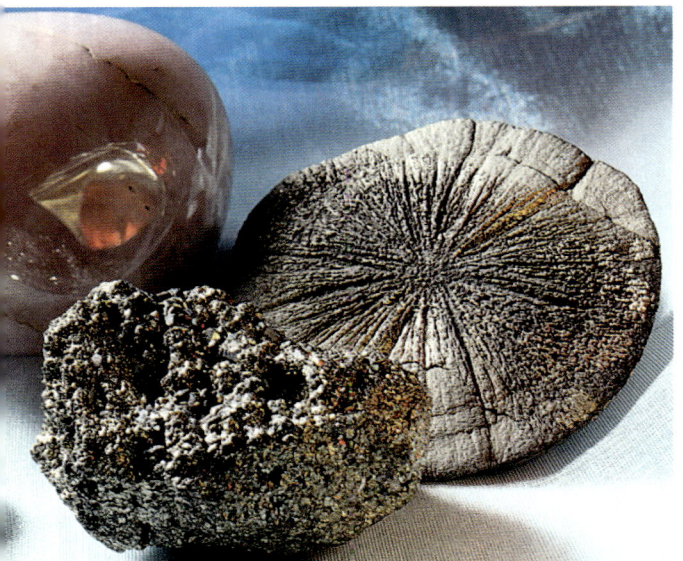

aus Computern und Fernsehgeräten oder auch von Wasseradern. Gefunden wird er vor allem in Brasilien, Kenia, Namibia und Madagaskar.

Heilwirkung

Der Rosenquarz hilft bei: Akne, Ängsten, Atemwegserkrankungen, Blähungen, Eileiterentzündung, Erkältung, Fettsucht, Geschlechtskrankheiten, Gliederschmerzen, grauem Star, Herz-Kreislauf-Erkrankungen, Impotenz, Ischiasschmerzen, Krampfadern, Liebeskummer, Minderwertigkeitsgefühlen, Nervenentzündung, Nierenleiden, Ödemen, Pilzinfektionen, Prellungen, Rheuma, Schlafstörungen, Sehnenscheidenentzündung, Sehschwäche, Stottern, Strahlenschäden, Venenentzündung, Warzen.

Saphir

Der Überlieferung nach schützt der Saphir vor Untreue und Hass. Er soll das zielgerichtete Denken und Lernen verbessern und Weisheit fördern. Sein Name leitet sich aus dem Sanskrit-Wort »sauritana« her, was soviel heißt wie »der dem Saturn geweihte Stein«. Seine Fundstätten liegen in den USA, Brasilien, Sri Lanka, Malawi, Madagaskar, Nigeria, Tansania und Australien.

Bei Schlafstörungen legen Sie einen Saphir unter das Kopfkissen.

Heilwirkung

Der Saphir hilft bei: Ängsten Albträumen, Augenentzündung, depressiver Verstimmung, erhöhtem Blutdruck, Fieber, Gallenkolik, Gicht, Gliederschmerzen, Haarausfall, Halluzinationen, Herz-Kreislauf-Beschwerden, Juckreiz, Lernschwierigkeiten, Magenschmerzen, Mundgeruch, Nasennebenhöhlenentzündung, Neuralgien, Nierenkolik, Ohrenleiden, Rheuma, Schlafstörungen, Schuppenflechte, Schweißausbrüchen, Schwindel, Sodbrennen, Stirnhöhlenkatarrh, Verspannungen, Wut.

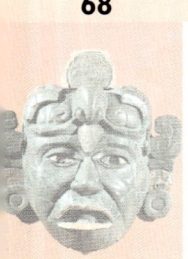

Smaragd

Der Name dieses grünen Steins kommt aus dem Griechischen, »smaragdos« heißt »grün«. Im Altertum wurde vor allem seine Heilkraft für das Augenlicht geschätzt. Der Smaragd war der Lieblingsstein von Johann Sebastian Bach und Johann Wolfgang von Goethe. Er kommt im Wert dem Diamant und Rubin gleich und wird in Kolumbien, im Ural, in Indien und Transvaal gefunden.

Bei chronischen Erkrankungen und seelischen Problemen werden Meditationen mit dem Smaragd empfohlen.

Heilwirkung

Der Smaragd hilft bei: Atemwegserkrankungen, Augenleiden, Blutarmut, Bluthochdruck, Diabetes, Durchblutungsstörungen, Fettsucht, Fieber, Gallensteinen, Gedächtnisschwäche, Gicht, Grippe, Haarausfall, Herz-Kreislauf-Erkrankungen, Kopfschmerzen, Leberleiden, Nierenerkrankungen, Rheuma, Schlafstörungen, Stoffwechselerkrankungen, Verbrennungen.

Tigerauge

Sein Aussehen verlieh diesem Stein seinen Namen: Richtig geschliffen entsteht eine Färbung und Musterung, die an Tigeraugen erinnert. In der Antike galt das Tigerauge als Schutz vor schädlichen Einflüssen von Mensch und Natur. Allerdings sollte er nicht länger als ein paar Tage hintereinander getragen werden, da er sonst beginnt, Energie zu rauben. Die Fundstätten liegen vorwiegend in den USA, Südafrika, Indien und Australien.

Heilwirkung

Das Tigerauge hilft bei: Atembeschwerden, Bandscheibenleiden, depressiver Verstimmung, Entscheidungsangst, Gallensteinen, Gelenkrheuma, Hepatitis, Hormonüberproduktion, Kopfschmerzen, Leberzirrhose, Nervenleiden, Nierensteinen, offenen Beinen,

Schnupfen, Stimmungsschwankungen, Stoffwechselerkrankungen, Stress, Verstopfung, Zysten.

Topas

Der Topas gilt als Stein für gute Nerven und klares Denken. Seinen Namen verdankt er wahrscheinlich einer Insel im Roten Meer. Es gibt gelbe, rote, violette und farblose Topase. Seine Fundstätten liegen in Brasilien, Sri Lanka, USA, Russland, Japan, Australien, Nigeria, Simbabwe und Madagaskar.

Heilwirkung

Der Topas hilft bei: Atemwegserkrankungen, Bettnässen, Bindegewebsschwäche, Brechreiz, depressiver Verstimmung, Entzündungen, Erkältung, Gicht, Halsschmerzen, Hauterkrankungen, Herz-Kreislauf-Erkrankungen, Husten, Immunschwäche, Kopfschmerzen, Leberleiden, Magenschmerzen, niedrigem Blutdruck, Schlafstörungen, Übelkeit, Zahnfleischbluten.

Der gelbe Topas scheint das Sonnenlicht eingefangen zu haben. Wie die Sonne erwärmt er uns, gibt uns Energie für Neues.

Türkis

Die Kreuzritter brachten der Stein nach Europa und sollen ihn nach der Türkei benannt haben, weil die Handelswege des Edelsteins über die Türkei führten. Türkise sind bis heute die heiligen Steine der Indianer, aus denen der meiste indianische Schmuck gefertigt ist. Auch Reiter haben zu allen Zeiten Türkise getragen, da sie den Reiter mitsamt seinem Pferd vor Unfällen und Überfällen schützen sollen. Türkise sind sehr empfindlich, daher sollten sie beim Waschen immer ausgezogen werden. Auch Hautschweiß kann ihre

Geschliffen und ungeschliffen: der Smaragd, das Tigerauge, der Topas und der Türkis.

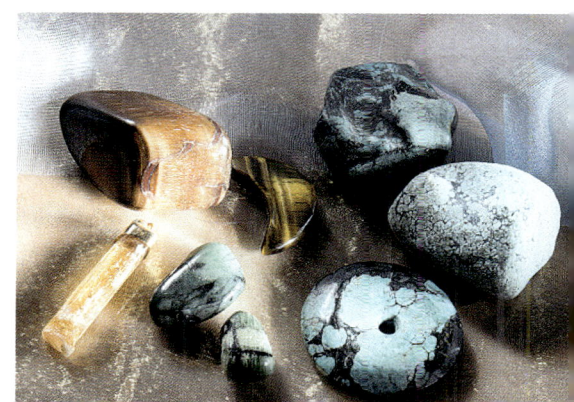

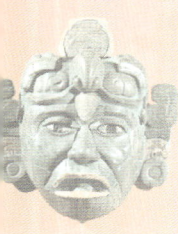

Kraft trüben. Türkise kommen vor allem in Russland, Iran, Afghanistan, Israel, den USA, Mexiko, China, Tibet und Burma vor.

Heilwirkung

Der Türkis hilft bei: Ängsten, Arteriosklerose, Atemwegserkrankungen, Augenleiden, Blähungen, Bulimie, depressiver Verstimmung, Diabetes, Durchblutungsstörungen, Entzündungen, Fieber, Gicht, Haarausfall, Hämorrhoiden, Halsschmerzen, Herz-Kreislauf-Erkrankungen, Hühneraugen, Impotenz, Karies, Lungenentzündung, Magersucht, Minderwertigkeitsgefühlen, Nervosität, Neurodermitis, Parodontose, Prostataentzündung, Rekonvaleszenz, Rheuma, Rückenschmerzen, Schnupfen, Schuppenflechte, Schweißausbrüchen, Sodbrennen, Stirnhöhlenkatarrh, Stottern, Stress, Übergewicht, Verkrampfungen, Verstopfung.

> Es gibt schwarze, grüne, blaue, rote, braune und farblose Turmaline. Sie haben jeweils spezielle Heilwirkungen.

Turmalin

Der Turmalin hat seinen Namen aus dem Singalesischen: »Toramolli« bedeutet soviel wie »etwas Kleines aus der Erde«. Da der Stein durch Reiben an der Kleidung elektrisch aufgeladen werden kann, wurden ihm im Altertum Zauberkräfte zugesprochen. Seine Fundstätten liegen auf der Insel Elba, in Russland, den USA, Mexiko, Bolivien, Brasilien, Pakistan, Afghanistan, Neuseeland, Sri Lanka, Indien, Australien, Madagaskar, Angola und Tansania.

Es gibt zahlreiche Arten von Turmalinen in den unterschiedlichsten Farben. Ähnlich variantenreich tritt der Zirkon auf.

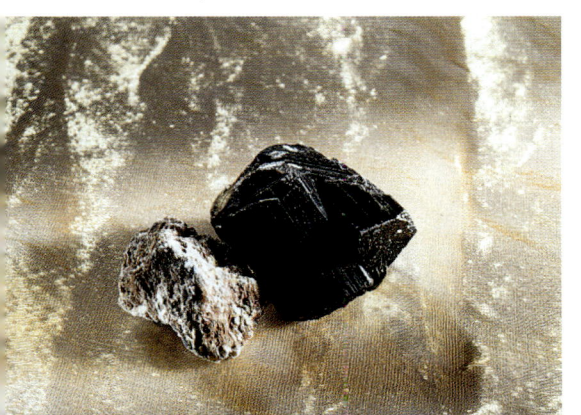

Heilwirkung

Der Turmalin hilft bei: Ängsten, Arteriosklerose, Atemwegserkrankungen, Augenschwäche, Blasenentzündung, Brandwunden, Blutarmut, Bulimie, Durchfall, Eierstockentzündungen, Erschöpfung, Fettsucht, Fieber, Gesichtslähmung, Grippe, Gürtelrose, Herz-Kreislauf-Erkrankungen, hormonellen Störungen, Infektionen, Juckreiz, Kehlkopfentzündung, Knochenhautentzündung, Kopfschmerzen, Lungenentzündung, Magersucht, Mandelentzündung, Menstruationsbeschwerden, Muskelschwund, Nervenleiden, Ödemen, Schwerhörigkeit, Schwindel, Stress, Übergewicht, Unfruchtbarkeit, Venenentzündung.

Zirkon

Der Zirkon steht auf Grund seiner hohen Lichtbrechung dem Diamanten sehr nahe. Er hat seinen Namen bekommen, weil er Zirkonium enthält. Über den älteren Namen »Jargon«, altfranzösisch »jacunce«, geht der Begriff auf das griechische Wort »hyakinthos« zurück, das in der Antike auch den Zirkon bezeichnete. Aufgrund seiner starken Schwingung sollte man ihn vorsichtig einsetzen und beispielsweise bei akuten Entzündungen nicht länger als eine Stunde auflegen. Zirkone trifft man in verschiedenen Färbungen an. Die reine Substanz ist farblos, doch kaum ein anderer Edelstein bietet derart viele Farbvariationen wie der Zirkon. Man findet ihn in den Farben Braun und Braunrot, Blau, Rot, Gelb und Grün. Seine Fundstätten liegen in Russland, den USA, Brasilien, Kanada, Madagaskar, Sri Lanka und Australien.

Heilwirkung

Der Zirkon hilft bei: Allergien, Atemwegserkrankungen, Bindegewebsschwäche, Bluthochdruck, Darmkrankheiten, Emboliegefahr, Fieber, grauem Star, Hautausschlägen, hormonellen Störungen, Impotenz, Knochenhautentzündung, Krampfadern, Leberleiden, Lungenentzündung, Mandelentzündung, Minderwertigkeitsgefühlen, Neurodermitis, Raucherbein, Schwermut, Stoffwechselerkrankungen, Trennungsschmerz, Unterleibsbeschwerden, Venenentzündung, Wundfieber, Zahnschmerzen.

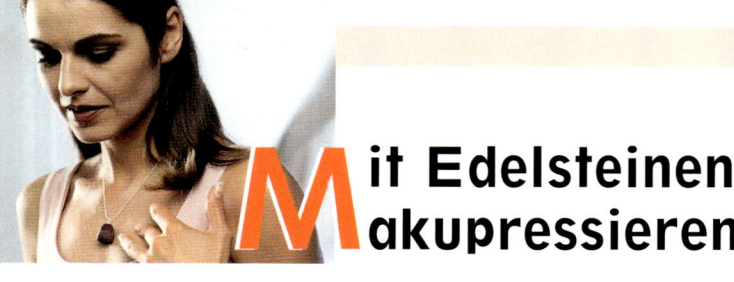

Mit Edelsteinen akupressieren

Sie wissen nun, welche Prinzipien der Akupressur zu Grunde liegen, und Sie haben einiges über die Wirkungsweise der Edelsteine erfahren. Nun geht es daran, beides zu kombinieren. Dafür gibt es verschiedene Möglichkeiten, die ich Ihnen in diesem Kapitel vorstelle. Die Akupressurpunkte und Meridiane sind Orte besonderer energetischer Schwingung in Ihrem Körper. Sie zu stimulieren und sie zusätzlich mit dem konzentrierten Kraftfeld der Edelsteine in Verbindung zu bringen, ist eine Methode mit großer Kraft. Mit ein bisschen Übung und mit zunehmender Erfahrung werden Sie immer deutlicher spüren, wie sich Ihre Energieblockaden auflösen. Ihre Vitalität und Ausstrahlung wird gesteigert, und Beschwerden werden gelindert.

Akupressur mit Edelsteinen können Sie übrigens auch gut mit Ihrem Partner, Ihrer Partnerin oder Freunden machen. Es ist eine sehr schöne Gelegenheit für intime Begegnungen.

Die Botschaften des Körpers

Ich werde Ihnen zunächst allgemein die verschiedenen Möglichkeiten der Akupressur mit Edelsteinen beschreiben. In der Praxis können Sie dann jeweils wählen, welche der Methoden Sie anwenden. Zusätzlich werde ich Ihnen einige Hinweise geben, wie Sie Ihre Gesundheit und Ihr Wohlbefinden auf mehreren Ebenen unterstützen können. Denn alleine das Drücken der Punkte und das einfache Tragen von Edelsteinen wird den wunderbaren Möglichkeiten dieser Heilmethode nicht gerecht.

Ich möchte Sie dazu ermutigen und anregen, mit der Akupressur mit Edelsteinen mehr Achtsamkeit und Bewusstsein in Ihr Leben zu bringen. Hören Sie auf die Botschaften, die Ihnen Ihr Körper mit seinen Symptomen gibt, und reagieren Sie einfühlsam darauf.

Wenden Sie die hier beschriebenen Geschenke des Lebens zur Heilung und Ganzwerdung mit Dankbarkeit und Achtung an. Erwarten Sie keine Wunder. Falls sie jedoch geschehen, nehmen Sie sie freudig an.

Acht wunderbare Möglichkeiten

Hier beschreibe ich Ihnen die acht Möglichkeiten, wie Sie Methoden und Steine, die in den vorangegangenen Kapiteln vorgestellt wurden, sinnvoll verknüpfen können. Natürlich sind Ihrer Phantasie und Kreativität keine Grenzen gesetzt, was die Möglichkeit der Kombination von Akupressur mit Edelsteinen und anderen Heilmethoden angeht. Aber mehr ist nicht immer besser. Für den Anfang rate ich Ihnen, Schritt für Schritt die beschriebenen Wege zu gehen.

Später, wenn Sie mehr Sicherheit und Sensibilität entwickelt haben, können Sie weitere Elemente hinzufügen oder auch ganz andere Pfade erkunden.

Acht Möglichkeiten der Akupressur mit Edelsteinen

➡ Edelsteine als Schmuckstück tragen
➡ Mit Edelsteinen massieren
➡ Im Edelsteinkreis akupressieren
➡ Edelsteinmeditation mit anschließender Akupressur
➡ Edelsteinbad mit anschließender Akupressur
➡ Akupressur während einer Edelsteinessenz-Trinkkur
➡ Akupressur mit Edelsteinessenzen
➡ Die 100-Tage-Kur

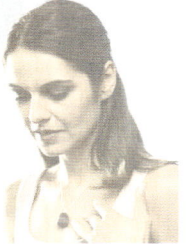

Edelsteine als Schmuckstück tragen

Den Edelstein, den Sie für sich ausgesucht haben, können Sie natürlich vor allem als Schmuckstück tragen. Als Anhänger, wie sie diesem Buch beigefügt sind, haben Sie eine gute Wirkung. Aber auch Ringe, Armbänder oder Broschen haben einen ähnlichen Effekt. Wenn sie den ganzen Tag auf der Haut und beim Akupressieren getragen werden, entfalten die Steine ihre ganze Heilkraft.

Vergessen Sie nicht, den Stein zu reinigen, bevor Sie ihn tragen (→ ab Seite 39). Nachts sollten Sie ihn ablegen, vielleicht neben Ihr Bett oder unter Ihr Kopfkissen.

Je nach Vorliebe, Zeit und Anliegen werden Sie unterschiedliche Methoden wählen.

Mit Edelsteinen massieren

Sie können den Edelstein Ihrer Wahl direkt auf die entsprechenden Akupressurpunkte halten. In diesem Fall sollten Sie keinen oder nur minimalen Druck ausüben. Finden Sie Ihren Punkt, legen Sie den Edelstein an, und halten Sie ihn dort für einige Minuten. Sie können auch leichte Kreis- und Massagebewegungen über dem Punkt damit vollführen.

Als weitere Möglichkeit können Sie den ganzen Meridian, auf dem der Akupressurpunkt liegt oder zu dem er thematisch gehört, mit dem Edelstein massieren. Dabei fahren Sie sehr langsam und achtsam die gesamte Energiebahn nach – bis zu dreimal pro Meridian.

Im Edelsteinkreis akupressieren

Stellen Sie einen Kreis aus heilenden Steinen auf. Wählen Sie die Steine, die zu Ihrem Thema passen oder die Ihnen intuitiv als geeignet erscheinen. Der Kreis sollte nicht zu groß sein, damit die Energie nicht verpufft, die Steine sollten sich aber auch nicht zu nah am Körper befinden. Probieren Sie es aus, Sie werden die richtige Entfernung spüren. Setzen oder legen Sie sich in die Mitte des

Kreises. Schließen Sie für ein paar Minuten die Augen, und lassen Sie die Energie der Edelsteine auf sich wirken. Nach einer Weile können Sie die Augen öffnen und mit der Akupressur beginnen. Danach bleiben Sie eine Weile entspannt und dankbar im Kreis der Edelsteine, bevor Sie sich wieder Ihrem Alltag zuwenden.

Edelsteinmeditation mit anschließender Akupressur

Statt eines ganzen Kreises können Sie auch einen einzigen Edelstein nehmen, den Sie sich ausgesucht haben. Stellen Sie ihn vor sich auf einen Tisch oder auf den Boden, je nachdem, wo Sie die Akupressur durchführen.

Schließen Sie die Augen und atmen Sie ein paarmal tief durch. Entspannen Sie sich, und werden Sie still. Dann öffnen Sie die Augen. Blicken Sie Ihren Edelstein an. Nehmen Sie ihn ganz in sich auf, mit seiner Farbe, seinem Muster, seiner Form, seinem Licht. Stellen Sie sich vor, wie seine kraftvolle Schwingung Ihren Körper durchdringt und heilt. Seien Sie ganz offen, und nehmen Sie auf, was Ihnen entgegenkommt. Verharren Sie etwa 20 Minuten so in der Stille mit Ihrem Stein. Danach führen Sie die Akupressur durch, während Sie weiterhin in dieser meditativen Stimmung verbleiben.

Sie können die Möglichkeiten auch kombinieren. Zum Beispiel tragen Sie täglich ein Schmuckstück, akupressieren sich regelmäßig mit Edelsteinen und gönnen sich zu bestimmten Anlässen zuvor ein Edelsteinbad.

Edelsteinbad mit anschließender Akupressur

Bereiten Sie sich eine Essenz aus dem Edelstein Ihrer Wahl (→ Seite 42). Sorgen Sie für eine entspannte und meditative Stimmung in Ihrem Badezimmer – zünden Sie eine Kerze an, gießen Sie passendes Öl in Ihre Aromalampe, spielen Sie eine CD Ihrer Wahl. Lassen Sie Wasser von angenehmer Temperatur, das heißt nicht zu heiß und nicht zu kalt, in die Badewanne einlaufen. Verteilen Sie die Edelsteinessenz im Badewasser.

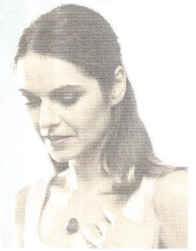

Entspannen Sie sich nun etwa 15 bis 20 Minuten in Ihrem Heilbad. Dann verlassen Sie die Badewanne, trocknen sich gut ab und ziehen sich etwas Leichtes über, das jedoch ausreichend wärmt. Die Edelsteinenergie befindet sich nun in Ihrer Haut, in Ihrer Aura.

Massieren oder drücken Sie nun bedächtig und sanft die Akupressurpunkte, die Sie ausgewählt haben. Machen Sie diese Sitzung am besten vor dem Schlafengehen. Als Alternative bietet sich ein freier Tag an, den Sie mit einem solchen Heilritual beginnen können.

Bedenken Sie, dass Sie die Trinkkur nicht endlos ausdehnen sollten. Machen Sie nach höchstens vier Wochen einige Wochen Pause.

Akupressur während einer Edelsteinessenz-Trinkkur

Sie können eine Trinkkur mit einer Edelsteinessenz Ihrer Wahl (→ Seite 42) mit Akupressur verknüpfen. Suchen Sie die Akupressur-Punkte aus, die zu Ihrem Thema passen. Während der Kur akupressieren Sie sich regelmäßig – am besten täglich zu festgelegten Zeiten.

Akupressur mit Edelsteinessenzen

Stellen Sie von dem Edelstein Ihrer Wahl eine Essenz her (→ Seite 42). Wenn sie fertig ist, können Sie sie zwei bis drei Tage benutzen. Danach mischen Sie sich am besten eine neue.

Bevor Sie mit der Akupressur beginnen, waschen Sie sich gründlich die Hände. Dann schütten Sie eine ausreichende Menge von der Essenz in eine kleine Schüssel, setzen sich davor und halten die Hände für ein paar Minuten hinein. Sagen Sie dabei dem Edelstein und Ihren Händen Dank für die Unterstützung, die sie Ihnen geben, und bitten Sie um Heilung oder worum immer Sie bitten möchten. Danach trocknen Sie Ihre Hände leicht mit einem sauberen Handtuch ab.

Nun beginnen Sie mit der Akupressur. Tauchen Sie vor jedem neuen Punkt jeweils die Finger, mit denen Sie die Akupressur ausführen, in die Essenz und massieren sich auf diese Weise mit der Edelsteinessenz.

Die 100-Tage-Kur

Für die 100-Tage-Kur wählen Sie zunächst Ihr Thema und suchen sich dann den entsprechenden Edelstein aus. Dabei ist es gleichgültig, ob er zum Schmuckstück verarbeitet ist, wie zum Beispiel die Anhänger, die diesem Buch beiliegen, oder ob der Stein nur geschliffen ist. Legen Sie den ausgewählten Edelstein nachts unter Ihr Kopfkissen. Am Morgen nehmen Sie ihn in die Hand, betrachten ihn eine Weile achtsam und bitten um Heilung. Tagsüber tragen Sie den Edelstein am Körper.

Zusätzlich suchen Sie die passenden Akupressurpunkte für Ihre Beschwerden oder Ihren Wunsch. Akupressieren Sie sich täglich mindestens einmal Sie können auch zwei- bis dreimal am Tag damit arbeiten, Ihre Energiebahnen und -punkte von Blockaden zu befreien. Jeden Abend vor dem Einschlafen machen Sie sich Ihre Fortschritte bewusst und freuen sich darüber. Es gibt immer welche! Konzentrieren Sie sich auf keinen Fall darauf, dass es Ihnen zu lange dauert, die Fortschritte nicht groß genug sind oder Ähnliches. Damit machen Sie es Ihrem Organismus unnötig schwer, Heilprozesse in Gang zu halten, denn Gedanken erschaffen Realität. Richten Sie in diesen 100 Tagen Ihr Bewusstsein voll auf Ihre Selbstheilungskräfte und die Unterstützung, die Sie durch die Energie der Edelsteine erfahren.

Diese 100 Tage können Sie nach einer kleinen Pause von ein bis zwei Wochen beliebig oft wiederholen, falls es, beispielsweise bei langwierigen chronischen Erkrankungen, notwendig ist. Oder Sie wählen für die nächsten 100 Tage ein anderes Thema.

Gedanken schaffen Realität! Denken Sie also nicht über negative Aspekte nach, sondern beschäftigen Sie sich mit Ihren Erfolger und positiven Erfahrungen.

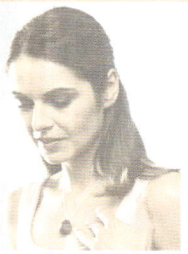

Die Technik der Akupressur

Wo die Akupressurpunkte liegen, ist bei den jeweiligen Themen genau beschrieben. Hier erfahren Sie, wie Sie akupressieren. Es gibt verschiedene Akupressurtechniken, die je nach Lage der Punkte oder auch nach persönlicher Vorliebe angewandt werden.

Akupressur mit Edelsteinen

Im Jin Shin Jyutsu gibt es eine Technik, mit der Sie ganze Finger halten und dabei gleichzeitig mehrere Punkte und Energiebahnen berühren. Im Anwendungsteil wird diese Methode an den entsprechenden Stellen beschrieben.

Wenn Sie mit dem Edelstein selbst akupressieren, sollten Sie keinen oder nur minimalen Druck ausüben, sondern den Stein einfach auf dem Punkt halten. Wenn Sie einen Meridian massieren, streichen Sie langsam und fest, aber ohne Druck die Energiebahn entlang. Die Energie des Edelsteines wirkt auf Ihren Energiepunkt oder Ihre Energiebahn ganz ohne Druck.

Akupressur mit den Händen

Wenn Sie mit den Händen akupressieren, nehmen Sie in der Regel den Zeigefinger, manchmal aber auch den Daumen, den Mittelfinger oder mehrere Finger zusammen. Sie brauchen hier keine Regeln. Massieren Sie intuitiv mit dem Finger oder den Fingern, mit denen es am angenehmsten für Sie ist.

Punktieren

Klopfen Sie mit der Kuppe des Zeige- oder Mittelfingers leicht auf den entsprechenden Akupressur-Punkt.

Halten

Um einen Akupressur-Punkt zu finden, benötigen Sie manchmal etwas mehr Druck. Doch sobald Sie ihn gefunden haben, können

Sie im Druck nachlassen. Sie müssen den Schmerz nicht spüren, der sich ergibt, wenn Sie fester drücken. Es genügt, den Punkt einfach mit gutem Kontakt zu halten.

Drücken

Setzen Sie die Kuppe von Daumen, Zeige- oder Mittelfinger in das Zentrum des Akupressurpunktes, und massieren Sie rhythmisch in Kreisen. Drücken Sie leicht, wenn Ihre Beschwerden akut und etwas stärker, wenn sie chronisch sind. In jedem Fall muss sich das Gewebe unter Ihrem Finger dabei mitbewegen. Die Kreisbewegung verläuft im Uhrzeigersinn, also rechts herum, wenn Sie Ihre Energie anregen wollen. Dies ist meistens der Fall bei chronischen Krankheiten und allen Schwächezuständen. Wenn Sie die Energie aber eher dämpfen möchten – zum Beispiel bei Infektionen und Entzündungen, bei denen oft ein lokaler Überschuss an Energie vorliegt –, massieren Sie gegen den Uhrzeigersinn.

Um die Energie anzuregen, massieren Sie im Uhrzeigersinn. Wenn zum Beispiel bei Entzündungen die Energie gedämpft werden muss, massieren Sie gegen den Uhrzeigersinn.

Effleurage

Diese Technik wenden Sie an, wenn Sie größere Hautbezirke behandeln oder die ganze Energiebahn entlang massieren. Dazu führen Sie mit der Kuppe von Zeige- und Mittelfinger Schiebe- und Ziehbewegungen entlang eines Meridians aus. Die Finger sollten dabei gestreckt sein.

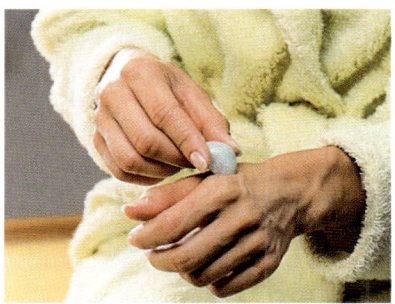
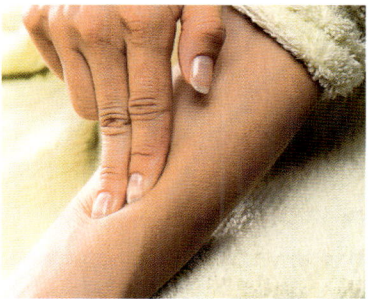

Mit Zeige- und Mittelfinger werden bei der Effleurage (rechts) die Meridiane stimuliert. Ganz ohne Druck werden die Meridiane mit Edelsteinen (links) massiert.

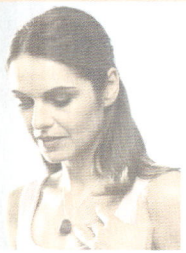

Bei paarig angelegten Punkten

Die meisten Akupressur-Punkte sind paarig angelegt, das heißt, es liegen sich jeweils zwei zusammengehörende Punkte auf den beiden Körperseiten gegenüber. Sie können diese Punkte entweder mit beiden Händen gleichzeitig akupressieren oder nacheinander. Achten Sie nur darauf, dass Ihre Arme sich dabei nicht kreuzen, dies würde den Energiefluss behindern.

Schwer erreichbare Punkte

Um die Wirkung der Akupressur in voller Tiefe zu erfahren, müssen Sie sich vor allem Zeit nehmen.

Bei schwer erreichbaren Punkten, zum Beispiel am Rücken, können Sie sich von Ihrem Partner oder Ihrer Partnerin akupressieren lassen. Sie können sich aber auch selbst behelfen: Nehmen Sie einen Tennisball, und legen Sie sich darauf. Rücken Sie so lange hin und her, bis Sie mit Ihrem Akupressur-Punkt auf den Ball drücken. Bleiben Sie dann ruhig auf dem Ball liegen, und atmen Sie tief ein und aus, bis der Schmerz nachlässt.

Der richtige Rahmen für die Akupressur

Im Prinzip kann man überall und jederzeit akupressieren. Aber um die Möglichkeiten dieser Methode ganz auszuschöpfen, sollten Sie einen passenden Rahmen für die Behandlung schaffen. Wählen Sie darum einen Ort, an dem Sie möglichst ungestört sind, Sie sollten sich ganz auf sich selbst konzentrieren können.

Ort, Zeit und Kleidung

➡ Nehmen Sie sich Zeit! Die Akupressur mit Edelsteinen hilft Ihnen, zu sich zu finden, auf Ihren Körper zu hören und zu lernen, sich selbst mit Achtsamkeit zu heilen.

➥ Ziehen Sie sich an einen ruhigen Ort zurück. Der Raum sollte gut gelüftet sein und eine angenehme Temperatur haben. Entspannungs- oder Meditationsmusik kann den Prozess unterstützen. Mit einem Öl in der Aromalampe, das zu Ihrem Thema passt, können Sie sich zusätzlich etwas Gutes tun.

➥ Tragen Sie Kleidung, in der Sie sich wohl fühlen. Sie sollte locker sitzen. Röcke und Hosen sollten keine engen Bünde haben, denn diese können den Energiefluss blockieren und beeinträchtigen den freien Atem, der sehr wichtig ist für diese Energiearbeit. Am besten eignen sich locker geschnittene Trainingshosen, T- und Sweatshirts. Achten Sie darauf, dass Sie nicht zu dünn angezogen sind, da durch längeres stilles Sitzen der Blutdruck absinken kann und Sie vielleicht eher frösteln als sonst.

➥ Ziehen Sie Ihre Schuhe aus. Legen Sie allen Schmuck ab. Ausnahme ist Edelsteinschmuck, der Sie bei der Behandlung unterstützt.

➥ Während der Behandlung wählen Sie, je nach Lage der Akupressurpunkte, eine Sitz- oder Liegeposition. Der Rücken sollte immer gerade sein. Falls Sie auf einem Stuhl sitzen, achten Sie darauf, dass Ihre Füße mit der ganzen Sohle auf dem Boden stehen, damit Sie gut geerdet sind.

Aromatherapie als Ergänzung

Wenn Sie bei der Akupressur reine ätherische Öle Ihrer Wahl auf den Akupressurpunkt auftragen, können Sie die Heilwirkung noch weiter verstärken. Sie können auch nur oder zusätzlich das Aromaöl in eine Duftlampe geben, während Sie sich mit den jeweiligen Edelsteinen akupressieren. Günstig ist, die Lampe mindestens eine Viertelstunde vor der Behandlung anzuzünden, damit sich der Duft im gesamten Raum verteilen kann.

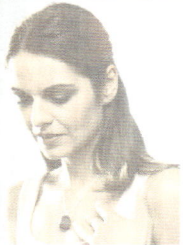

Bevor Sie anfangen

➡ Waschen Sie Ihre Hände, bevor Sie beginnen. Achten Sie darauf, dass die Hände warm und gut durchblutet sind. Reiben Sie sie eine Weile aneinander, um den Energiefluss darin anzuregen.

➡ Halten Sie Ihre Fingernägel möglichst kurz, damit können Sie besser drücken und massieren.

➡ Bevor Sie beginnen, legen Sie sich zurecht, was Sie brauchen. Überlegen Sie, wie Sie vorgehen wollen.

➡ Akupressieren Sie nicht mit vollem Magen. Nach Mahlzeiten sollte mindestens eine Stunde vergehen, bevor Sie anfangen.

➡ Trinken Sie keinen Alkohol vor der Behandlung.

➡ Nehmen Sie vor der Behandlung keine Schmerzmittel ein.

Die Behandlungsdauer

Wenn Ihnen während einer Behandlung schwindlig oder übel wird oder Ihr Kopf zu schmerzen beginnt, dann brechen Sie bitte sofort ab. Derartige Reaktionen kommen allerdings sehr selten vor.

Für die Behandlungsdauer gibt es keine klare Regeln, sondern eher allgemeine Richtlinien, die hier genannt werden. Am wichtigsten ist: Hören Sie auf Ihren Körper. Er signalisiert Ihnen, wenn er ausreichend stimuliert worden ist. Das gilt für die Stimulation der einzelnen Punkte wie auch für die Sitzungsdauer.

➡ Einzelne Akupressur-Punkte massieren Sie in der Regel zwischen 30 Sekunden und zwei bis drei Minuten.

➡ Bei kleinen Kindern sollten Sie einen Punkt höchstens 30 Sekunden stimulieren.

➡ Ältere Menschen, die oft starke Blockaden in ihren Energiebahnen haben, können es etwas länger vertragen, aber höchstens fünf bis sechs Minuten. Machen Sie lieber häufiger eine Behandlung.

➡ Eine Sitzung sollte 30 Minuten nicht überschreiten.

➡ Einzelne Körperregionen sollten Sie nicht länger als etwa eine Viertelstunde behandeln.

➡ Wenn Ihre Beschwerden abgeklungen sind, sollten Sie nicht abrupt damit aufhören, sich mit Edelsteinen zu akupressieren. Fahren Sie mit der Behandlung für ein paar Tage fort, und/oder nutzen Sie diese Methode für ein anderes Thema – zum Beispiel um Ihre Gesundheit zu erhalten und Ihre Schönheit zum Erstrahlen zu bringen.

➡ Für das Tragen von Edelsteinen gibt es in der Regel keine zeitliche Begrenzung. Sie können den Stein Ihrer Wahl als Anhänger, Kette oder sonstiges Schmuckstück so lange tragen, wie Sie möchten. Nur in der Nacht sollten Sie den Schmuck ablegen. Sie können ihn dann nah bei sich – zum Beispiel neben dem Bett auf dem Nachtkästchen – behalten oder auch unter das Kopfkissen legen. Einige Edelsteine, beispielsweise der Bernstein, sollten allerdings auch beim Waschen abgenommen werden.

Wo und wann Sie nicht akupressieren sollten

Akupressur mit Edelsteinen ist zwar nahezu unbegrenzt einsetzbar, trotzdem gibt es einige Fälle, in denen von einer Behandlung abgeraten werden muss. Beispielsweise bei schweren organischen Krankheiten sollten Sie generell nicht akupressieren. In manchen Fällen sollte man lediglich bestimmte Bereiche des Körpers meiden. Das gilt für entzündliche Hauterkrankungen im Bereich der Akupressur-Punkte, zum Beispiel Akne und Pusteln, Eiterungen, Ekzeme, offene Wunden, Pilzinfektionen, Warzen.

Gegenanzeigen für eine Akupressur mit Edelsteinen sind:
➡ Ansteckende Hautkrankheiten
➡ Stark überhöhter Blutdruck
➡ Schwere bakterielle Infektionen
➡ Schwere Herz-Kreislauf-Erkrankungen

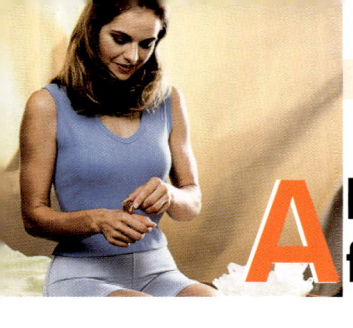

Akupressur mit Edelsteinen für Körper und Seele

In diesem Kapitel finden Sie konkrete Anleitungen, wie Sie bei bestimmten Problemen, Beschwerden und Bedürfnissen die Akupressur mit Edelsteinen anwenden. Es sind jeweils die Akupressur-Punkte angegeben, außerdem Behandlungen aus dem Shiatsu und Jin Shin Jyutsu, wenn dies sinnvoll ist. Von den vorgeschlagenen Edelsteinen suchen Sie sich entsprechend Ihrer Intuition einen aus. Manchen Edelstein besitzen Sie vielleicht schon und finden so eine neue Möglichkeit, mit ihm zu arbeiten. Ein passendes Öl in der Aromalampe kann die Behandlung abrunden. Ich wünsche Ihnen viel Freude auf Ihrer Entdeckungsreise zu sich selbst!

Akupressieren Sie täglich oder mehrmals die Woche eine Sequenz, die auf Ihre speziellen Bedürfnisse abgestimmt ist. Sie werden bald eine Veränderung spüren.

Gesund und vital sein

Mit dem wunderbaren Geschenk der Akupressur mit Edelsteinen müssen Sie nicht warten, bis Sie Beschwerden haben. Im Gegenteil: Je früher Sie damit beginnen, desto besser für Ihre Gesundheit, Ihr Wohlbefinden und Ihre Schönheit. Die reine Akupressur ohne irgendwelche Zusätze ist in China so etwas wie ein Volkssport. In vielen Familien wird das Wissen weitergegeben, und die Akupressur gehört zum Alltag. Genau dies empfehle ich Ihnen auch.

Meistens wissen Sie ja, welche die eher empfindlichen und anfälligen Bereiche und Organe in Ihrem Körper und in Ihrer Psyche sind. Sie können sich also aus den Beschreibungen einzelne Akupressur-Punkte und Edelsteine heraussuchen und sich selbst eine kleine Behandlungsfolge zusammenstellen, nach der Sie sich täglich akupressieren. Im Folgenden finden Sie außerdem drei Sequenzen, die Sie täglich oder mehrmals die Woche absolvieren können. Sie sorgen alle für Ausgeglichenheit und dafür, dass Sie im Kontakt mit sich selbst bleiben.

Shiatsu-Sequenz mit Edelsteinen

Wenn Sie sich jeden Tag oder mehrmals die Woche eine Shiatsu-Sequenz mit Edelsteinen gönnen, wirkt dies generell positiv auf Ihr Wohlbefinden und Ihre Selbstheilungskräfte. Das im Folgenden vorgestellte Programm nimmt etwa 20 Minuten in Anspruch. Wählen Sie einen Edelstein aus und eine der Möglichkeiten, Akupressur mit Edelsteinen zu kombinieren (→ Seite 74 bis 77).

➡ Setzen Sie sich bequem auf einen Stuhl. Ihr Rücken sollte gerade sein. Ihr Füße stehen fest auf dem Boden. Atmen Sie ein paar Mal tief durch und kommen so zur Ruhe.

➡ Fassen Sie zunächst mit beiden Händen Ihren Hinterkopf, und finden Sie die Vertiefung am oberen Nackenende. Mit den Kuppen von Zeige- und Mittelfinger drücken Sie dreimal in diesen Punkt mit dem Namen »Stumme Pforte«.

➡ Finden Sie nun das Ende des Muskelstranges, der von den Schultern über den Nacken zum Kopf hin zieht. Drücken Sie beide Punkte an diesem Ende, und gehen Sie dann jeweils zwei Fingerbreit tiefer, bis Sie an den Schultern angelangt sind.

➡ Legen Sie die Kuppen Ihrer Mittelfinger auf den Mittelpunkt Ihres Schädels. Den Zeige- und den Ringfinger spreizen Sie etwas ab und legen sie jeweils daneben auf. Drücken Sie gleichzeitig alle drei Punkte. Gehen Sie dann jeweils wieder zwei Fingerbreit weiter, bis Sie an den Ohren angelangt sind.

➡ Bringen Sie Ihren Zeigefinger hinter und die übrigen Finger vor die Ohren. Der Daumen liegt auf dem Hals auf. Massieren Sie nun sanft Ihre Ohrmuscheln auf und ab.

Gehen Sie das gesamte Programm in der angegebenen Reihenfolge durch. Drücken Sie alle Punkte dreimal etwa drei Sekunden lang. Dazwischen machen Sie jeweils eine kleine Pause von etwa einem Atemzug.

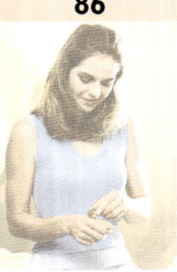

➡ Legen Sie die Fingerkuppen beider Hände mit den Handflächen nach oben unter das Kinn, und drücken Sie dreimal nach oben.

➡ Danach legen Sie die Zeigefingerkuppen auf die Mitte Ihrer Stirn direkt unter den Haaransatz. Mittel- und Ringfinger legen Sie so darunter, dass der Ringfinger zwischen Ihren Augenbrauen landet. Drücken Sie auf alle drei Punkte, danach rücken Sie weiter zur Mitte und dann zum Ende der Augenbrauen.

➡ Dann pressen Sie Ihren Daumen fest auf den Punkt über Ihrer Nasenwurzel, dem Sitz des Dritten Auges.

➡ Schließen Sie die Augen. Legen Sie die Kuppen Ihrer drei mittleren Finger auf den Innenrand Ihrer Augenhöhlen. Der Zeigefinger liegt am äußeren Rand, der Ringfinger dicht am Nasenflügel. Drücken Sie leicht. Wiederholen Sie dann die Übung mit sanftem Druck direkt auf den Augenäpfeln und danach am unteren Innenrand Ihrer Augenhöhlen.

Lassen Sie sich Zeit für die Shiatsu-Behandlung. Suchen Sie diese Punkte in Ruhe.

➡ Legen Sie Ihre Zeige- und Mittelfinger auf Ihr Jochbein neben der Nase. Drücken Sie diese beiden Punkte, und rücken Sie dann noch zweimal immer etwa zwei Fingerbreit weiter in Richtung Ohren.

➡ Suchen Sie nun mit der rechten Hand den druckempfindlichen Punkt »Quell der Schulter« auf Ihrer linken Schulter in der Mitte, etwas hinter dem zentralen Schultermuskel. Drücken Sie dreimal, und wechseln Sie dann zur rechten Schulter.

➡ Bleiben Sie auf der rechten Schulter, und gehen Sie nun mit Ihrem Arm so weit wie möglich an der Wirbelsäule nach unten. Legen Sie die Kuppen von Ihren drei mittleren Fingern etwa einen Fingerbreit neben das Rückgrat, und drücken Sie dreimal. Danach rücken Sie jeweils zwei Fingerbreit hoch, bis Sie an der Schulter angekommen sind. Anschließend wechseln Sie zur linken Schulter mit dem gleichen Prozess.

➡ Beugen Sie sich etwas nach vorn, und stemmen Sie die Hände in die Hüften auf den Oberrand Ihres Beckens. Die Daumen weisen nach hinten, sie sollten einen Abstand von etwa zwei Fingerbreit bis zur Wirbelsäule haben. Pressen Sie Ihre Daumenkuppen nun in diese Punkte. Dann rücken Sie mit den Händen in Richtung Nabel vor. Wiederholen Sie das Drücken noch zweimal.

➡ Stellen Sie sich aufrecht hin. Legen Sie die Kuppen von Zeige- und Mittelfinger an das Ende Ihrer Wirbelsäule, ans Steißbein, und drücken Sie mit mäßiger Kraft. Wandern Sie anschließend jeweils zwei Fingerbreit nach oben, bis Sie an der Taille angelangt sind.

➡ Nun gehen Sie zu Ihren Armen über. Dazu können Sie sich wieder hinsetzen. Mit der linken Hand greifen Sie die rechte Schulter, so dass der Daumen in der Achselhöhle platziert ist. Pressen Sie Daumen und restliche Finger dreimal fest zusammen.

➡ Diese Greif- und Druckbewegung machen Sie nun jeweils im Abstand von zwei Fingerbreit den ganzen Arm hinunter bis zum Ellbogen. Ebenso akupressieren Sie dann den anderen Arm.

➡ Fassen Sie nun mit der linken Hand den Ellbogen ihres rechten Armes, so dass der Daumen in der Beuge liegt und die Finger auf der Außenseite des Armes. Drücken Sie in dieser Position dreimal Ihren Ellbogen. Danach rücken Sie mit dieser Greiftechnik den ganzen Arm hinunter bis zum Handgelenk. Dann wechseln Sie zum linken Arm.

➡ Jetzt halten Sie Ihre rechte Hand vor sich, als wollten Sie jemanden begrüßen. Spreizen Sie die Finger auseinander. Greifen Sie mit Daumen und Zeigefinger Ihrer linken Hand in die Vertiefung an der Daumenwurzel. Ihr linker Daumen befindet sich dabei oben, also auf der Seite des Handrückens. Pressen Sie beide Finger dreimal fest zusammen. Machen Sie das Gleiche in allen Vertiefungen zwischen den Fingern. Wechseln Sie zur linken Hand.

➡ Nehmen Sie sich nun die einzelnen Finger vor. Mit Daumen und Zeigefinger der linken Hand drücken Sie die Finger der anderen Hand von oben nach unten jeweils an den

Versuchen Sie sich ganz zu entspannen, und konzentrieren Sie sich nur auf die Akupressur.

Vergessen Sie die Atmung nicht! Atmen Sie tief in den Bauch ein und langsam wieder aus.

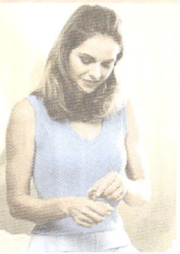

Stellen zwischen den Gelenken. Dann wechseln Sie zur anderen Hand. Zum Schluss schütteln Sie Ihre Hände aus und kreisen ein wenig in den Gelenken, um alle Verspannungen zu lösen.

➡ Gehen Sie nun in die Hocke. Legen Sie Ihren rechten Ellbogen auf die Mitte Ihres rechten Oberschenkels, und pressen Sie dreimal hintereinander.

➡ Umgreifen Sie Ihren Unterschenkel unterhalb des Knies mit den Händen, die Daumen zeigen nach hinten. Wandern Sie nun mit der gleichen Greif- und Drucktechnik wie bei den Armen nach unten bis zum Fußgelenk. Drücken Sie abschließend mit beiden Händen unterhalb des Knies auf Ihren Wadenmuskel, wobei die Daumen wieder hinten liegen. Danach wechseln Sie zum anderen Bein.

➡ Stellen Sie nacheinander jeden Fuß aufrecht auf die Ferse, und umfassen Sie ihn mit beiden Händen, so dass die Daumen oben liegen. Drücken Sie dreimal auf den Rist.

➡ Fassen Sie Ihre Zehen am Grundgelenk, und massieren Sie sie in kleinen Kreisen im Uhrzeigersinn mit sanftem Druck.

➡ Drücken Sie dann mit dem Daumen die Vertiefung zwischen Fußknöchel und Achillessehne, innen und außen am Fuß.

➡ Zum Abschluss lassen Sie die Füße in den Gelenken kreisen, um alle Spannungen abzuschütteln.

Gönnen Sie sich nach dieser rund 20 Minuten dauernden Shiatsu-Sequenz noch etwas Ruhe.

Jin Shin Jyutsu: die Lebensquelle

Das Jin-Shin-Jyutsu-System besticht durch seine Klarheit und Einfachheit. Wirklich fast jeder kann es ohne großen Aufwand lernen. Auch Menschen, die in ihrer Bewegung eingeschränkt, bettlägerig oder auf irgendeine Weise nicht sehr mobil sind, können sehr viel davon profitieren, wenn sie die schlichten Übungen täglich oder mehrmals in der Woche praktizieren.

Um mit der Quelle des Lebens in Einklang zu sein, wird im Jin Shin Jyutsu »zur täglichen Wartung« folgende einfache Übung empfohlen. Sie können die Übung auf einem Stuhl sitzend oder liegend machen. Tatsächlich ist sie auch wunderbar geeignet, um sie morgens vor dem Aufstehen noch im Bett zu praktizieren. Ihren Edelstein wählen Sie in passender Kombination dazu.

➡ Legen Sie Ihre rechte Handfläche auf Ihren Scheitel. Die Finger Ihrer linken Hand legen Sie an den Fingerkuppen zusammen und berühren so mit allen Fingern die Stelle zwischen den Augenbrauen, Ihr Drittes Auge.

➡ Legen Sie anschließend die Finger der linken Hand auf die Nasenspitze.

➡ Danach berühren Sie mit den Fingerspitzen der linken Hand Ihr Brustbein zwischen den Brüsten.

➡ Ihre linke Hand wandert nun ans Ende des Brustbeins. Die Finger berühren Ihre Magengrube.

➡ Als Nächstes halten Sie Ihr Schambein in der beschriebenen Weise mit der linken Hand.

➡ Lassen Sie die linke Hand auf dem Schambein, und legen Sie die rechte Hand mit der Handfläche oder dem Handrücken auf Ihr Steißbein.

➡ Zum Abschluss hängen Sie Ihre rechte Hand über die linke Schulter – wie einen Kleiderbügel. Der linke Arm hängt nach unten. Der linke Daumen legt sich über den Ringfingernagel und bildet einen Kreis damit. Die übrigen Finger bleiben gerade. Ihre Knie berühren sich an den Innenseiten. Danach wechseln Sie die Seite, hängen also die linke Hand über die rechte Schulter usw.

Halten Sie jede Verbindung, bis Sie ein rhythmisches Pulsieren spüren. Für den Anfang können Sie jedem Schritt aber auch einfach einige Minuten zuteilen.

Edelsteine können die Wirkung ihrer Druckpunktmassage erheblich verbessern.

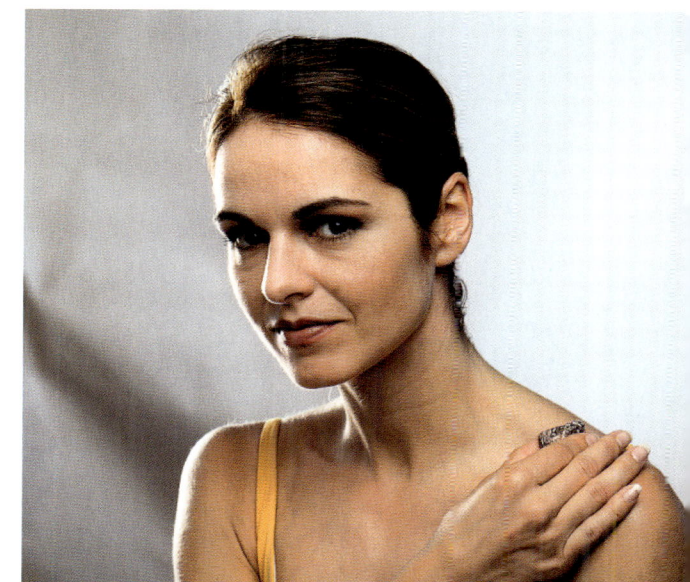

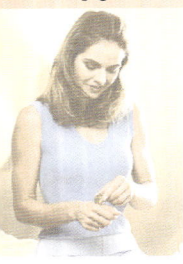

Eine kleine Übung mit großer Wirkung

Die Heilwirkung dieser einfachen Übung wird im Jin Shin Jyutsu wie folgt beschrieben:

➡ Die Übung belebt den Strom der tiefen Körperenergie und das Gedächtnis.

➡ Sie belebt die Atmung und die Energie im Beckengürtel.

➡ Sie hilft, die Wirbelsäule zu kräftigen.

➡ Zusätzlich unterstützt diese Übung die Durchblutung von Beinen und Füßen.

➡ Sie hilft, den Brustraum zu reinigen.

➡ Sie belebt die aufsteigende und die absteigende Energie und hält die Energien der rechten und linken sowie der oberen und unteren Körperhälften im Einklang.

Die Nerven stärken

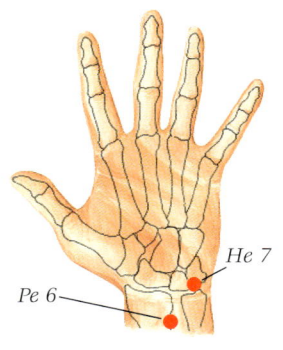

He 7

Pe 6

Heute leiden viele Menschen in den Industrieländern an Stress. Bewegungsarmut, einseitige Tätigkeit und verspannte Muskulatur, Hektik und Hetze, fortwährende Lärmbelästigung, schlechter Schlaf, Überflutung durch Informationen in Zeitungen und Fernsehen – das sind nur einige der Faktoren, die die Nerven strapazieren. Gelassenheit und Freundlichkeit können diese Menschen bei anderen bewundern, selbst aber immer seltener aufbringen.

Wahre Gelassenheit kommt von innen. In dem Maße, in dem Sie sich selbst schätzen und akzeptieren, entwickeln Sie auch Gelassenheit sich selbst und anderen gegenüber. Wenn Sie nicht bei jeder Kritik und jedem launischen Verhalten anderer Menschen aus dem Gleichgewicht geraten, sondern sich und andere Menschen erst einmal sein lassen, wie sie sind, entwickeln Sie Toleranz und Großmut. Lernen Sie, über sich selbst und Ihre Einmaligkeit zu schmunzeln, und es wird einfacher, auch anderen ihre seltsamen und absonderlichen Seiten zu gönnen.

Diese innere Haltung können Sie beim Akupressieren kultivieren, und es wird Ihnen immer leichter fallen, sie auch in Ihrem Alltag zu praktizieren.

Akupressieren sie die folgenden Punkte täglich. Kombinieren Sie die Akupressur mit einem Edelstein Ihrer Wahl, welche Möglichkeiten es dafür gibt, wurde auf den Seiten 74 bis 77 beschrieben. Mit diesem Programm werden Sie gute Nerven in allen Lebenslagen behalten.

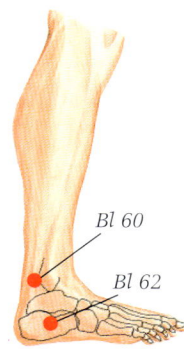

Bl 60

Bl 62

➟ *Herz-Meridian, Punkt 7 (He 7) – Tor des Geistes*
Lage: Auf der Beugefalte des Handgelenks, in der Verlängerung des kleinen Fingers

➟ *Blasen-Meridian, Punkt 60 (Bl 60) – Kunlungebirge*
Lage: An der Außenseite des Fußes, zwischen Knöchel und Achillessehne, an der oberen Kante des Fersenbeins

➟ *Blasen-Meridian, Punkt 62 (Bl 62) – Shenmai*
Lage: Zwei Fingerbreit unterhalb des Fußknöchels, an der Außenseite des Fußes

➟ *Perikard-Meridian, Punkt 6 (Pe 6) – Innerer Pass*
Lage: Am Innenarm, zwei Fingerbreit über dem Handgelenk, in der Mitte zwischen den Sehnen

Zu den Akupressurpunkten mit psychisch stark beruhigender Wirkung gehört Pe 6, der Innere Pass. Er liegt an der Innenseite des Unterarms, zwei Fingerbreit über dem Handgelenk.

In Frage kommende

Edelsteine

Achat, Amethyst, Beryll, Granat, Heliotrop, Jade, Labradorit, Lapislazuli, Mondstein, Onyx, Opal, Rosenquarz, Saphir, Tigerauge, Türkis, Turmalin

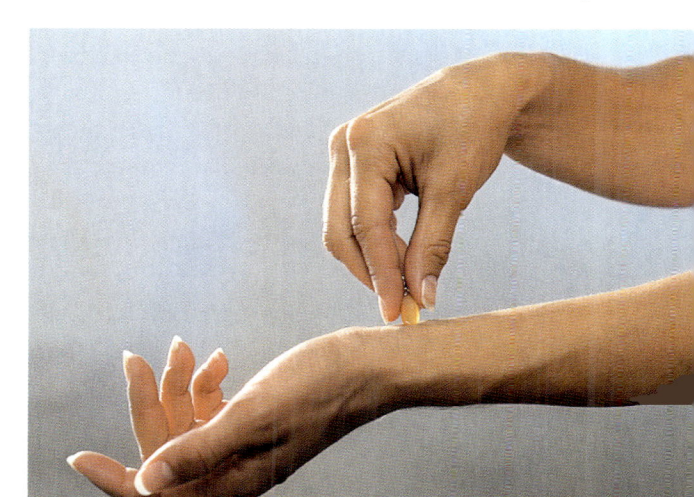

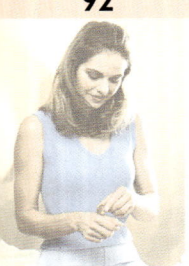

Schönheit von innen

Schönheit und freier Energiefluss haben viele Berührungspunkte. Menschen mit strahlenden Augen, die voller Lebensfreude und sprühender Laune sind, empfinden wir als attraktiv, auch wenn sie nicht schön im landesüblichen Sinne sind. Eine straffe, gut durchblutete Haut und üppige, glänzende Haare sind ebenfalls Attribute der Schönheit. Wenn außerdem reichlich Energie vorhanden ist, gibt es auch genügend Schwung für viel Bewegung, so dass diese Menschen in der Regel auch schlank und sportlich wirken. Und was wahrscheinlich am wichtigsten ist: Menschen, die mit sich selbst im Reinen sind, sich selbst mögen, die ein gutes Selbstwertgefühl haben und sich wohl in ihrem Körper fühlen, strahlen dies aus und wirken attraktiv. Eine faszinierende Ausstrahlung bescheinigt zu bekommen, ist für die meisten ein größeres Kompliment, als einfach als schön bezeichnet zu werden.

An der Form Ihrer Nase oder Ihrer Augenfarbe lässt sich höchstens durch eine teure Operation etwas verändern. Aber Ihre Ausstrahlung ist etwas, das Sie selbst in der Hand haben – über Akupressur mit Edelsteinen zum Beispiel. Denn mit den beschriebenen Möglichkeiten dieser heilsamen Energiearbeit können Sie sich täglich sozusagen eine Spritze geben, damit Sie sich in Ihrem Körper wohl fühlen, voller Lebensfreude, Energie, Schwung und innerer Kraft sind. Gestalten Sie jede der folgenden Übungen als Ritual, in dem Sie üben, was Sie erreichen wollen: voller Freude, Selbstwertgefühl und Liebe zu sich selbst zu sein. Als Unterstützung können Sie sich einen Satz ausdenken, der dies ausdrückt, beispielsweise: »Ich liebe und akzeptiere mich so, wie ich bin.« Oder: »Ich bin in Harmonie mit mir und meiner Welt.« Wiederholen Sie diesen Satz in Gedanken oder auch laut während der Übungen. Entscheiden Sie sich hundertprozentig.

Insbesondere für die »Schönheit von innen« möchte ich Ihnen Essenzen ans Herz legen. Setzen Sie sie als Trinkkur ein, oder massieren Sie mit der Essenz die Akupressurpunkte und Meridiane (➔ Seite 76).

Für glatte, straffe Haut

Die regelmäßige Shiatsu-Druckmassage von Gesicht und Hals fördert Ihre Schönheit. Die Haut wird glatter und straffer, weil das Bindegewebe gestärkt wird und Energie auch an Stellen mit mangelnder Spannkraft gelangt. Schlaffe und faltige Hautpartien können sich so regenerieren. Die Energiebahnen öffnen sich, die Blutzirkulation wird gefördert, und der Muskeltonus verbessert sich. Machen Sie die folgende Übung zu einem täglichen Bestandteil Ihrer Schönheitspflege wie Zähneputzen oder Waschen. Für die Massage setzen oder stellen Sie sich bequem vor einen Spiegel.

➡ Legen Sie Ihre Fingerkuppen so auf Ihre Stirn, dass die Zeigefinger unter dem Haaransatz und die Ringfinger an der Nasenwurzel knapp über den Augenbrauen aufliegen.

➡ Rücken Sie mit den Fingern weiter zur Mitte und dann zum Ende der Augenbrauen.

➡ Drücken Sie mit dem Daumen die Vertiefungen über der Nasenwurzel auf der Innenseite der Augenhöhlen.

➡ Spreizen Sie Zeige-, Mittel- und Ringfinger, und legen Sie sie an den oberen Rand der Augenhöhlen. Die Ringfinger liegen an der Ecke zur Nase. Drücken Sie bei geschlossenen Augen leicht nach oben gegen den knöchernen Innenrand.

Drücken Sie jeden Punkt dreima drei bis fünf Sekunden lang. Zwischendurch machen Sie jeweils eine Pause von etwa einem Atemzug.

➡ Rücken Sie etwas tiefer mit den Fingern, so dass die Mittelfinger auf den geschlossenen Lidern liegen. Üben Sie hier nur einen sehr zarten Druck aus.

➡ Drücken Sie anschließend auf den unteren knöchernen Rand der Augenhöhlen.

➡ Nehmen Sie Zeige- und Mittelfinger, und pressen Sie die Punkte an den Schläfen, an denen eine leichte Vertiefung zu spüren ist.

➡ Gehen Sie jetzt zum Jochbein unter Ihren Augen. Zeige- und Mittelfinger drücken Sie erst auf den inneren druckempfindlichen

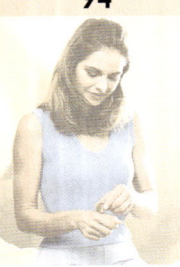

Punkt an der Nase, dann zwei Fingerbreit weiter in der Mitte und danach am Außenrand des Jochbeins.

➡ Finden Sie mit der Daumenkuppe den Punkt direkt senkrecht unter Ihrer Nase über der Oberlippe. Drücken Sie die Stelle drei bis fünf Sekunden wie alle anderen Punkte.

➡ Legen Sie nun Ihre Daumen zwei Fingerbreit von Ihren Mundwinkeln entfernt auf die Wange, und drücken Sie dort.

➡ Drücken Sie mit der Kuppe des Mittelfingers den Punkt in der Mitte zwischen Unterlippe und Kinnspitze.

➡ Greifen Sie mit dem Daumen zwei Fingerbreit hinter die Kinnspitze, und üben Sie mäßigen Druck auf den Punkt aus.

➡ Drücken Sie mit der Kuppe Ihres Mittelfingers das Halsgrübchen am Halsansatz.

➡ Zur Druckmassage des Halses nehmen Sie Zeige- und Mittelfinger und drücken sanft rechts und links auf die Muskeln neben der Luftröhre. Beginnen Sie unter dem Kiefer, und rücken Sie immer zwei Fingerbreit weiter nach unten. Danach gehen Sie wieder unter den Kiefer, aber einen Fingerbreit weiter nach außen. Bearbeiten Sie so die gesamte Halspartie mit angenehm leichtem Druck im Drei- bis Fünf-Sekunden-Takt. Vergessen Sie nicht die kurzen Pausen dazwischen.

Pressen Sie nicht zu fest! Ein sanfter Druck genügt, um die Energiebahnen zu öffnen.

Zwischen Unterlippe und Kinnspitze liegt Punkt KG 24 – Nahrhafte Stärkung.

In Frage kommende Edelsteine

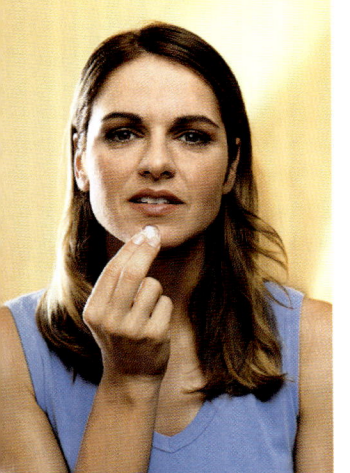

Achat, Amethyst (Bindegewebsschwäche, unreine Haut), Bergkristall (Bindegewebsschwäche), Bernstein, Citrin (trockene Haut), Granat (Bindegewebsschwäche), Karneol (Falten), Lapislazuli, Mondstein, Onyx, Opal, Rosenquarz, Zirkon (Bindegewebsschwäche)

Ätherische Öle

Lavendel, Rosmarin (Zellulitis), Zitrone, Zypresse (Zellulitis)

Für volles, kräftiges Haar

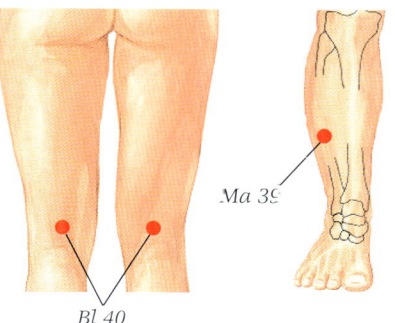

➟ *Blasen-Meridian, Punkt 40 (Bl 40) – Mitten in der Biegung*
Lage: Am Bein genau in der Mitte der Kniekehle
➟ *Magen-Meridian, Punkt 39 (Ma 39) – Xiajuxu*
Lage: An der Außenseite des Schienbeins, etwas oberhalb der Mitte zwischen Knie und Fußgelenk
➟ *Shiatsu für Kopf und Haare*
Legen Sie die Kuppen Ihrer Mittelfinger auf den Mittelpunkt Ihres Scheitels. Zeige- und Ringfinger sind jeweils im Abstand von zwei Fingern Breite daneben. Drücken Sie gleichzeitig sanft, aber fest auf alle drei Punkte, etwa drei Sekunden lang. Nach einer kleinen Pause von etwa einem Atemzug gehen Sie jeweils zwei Fingerbreit weiter in Richtung Ohren, bis Sie dort angekommen sind. Wandern Sie drei- bis viermal hin und her.

Ma 39

Bl 40

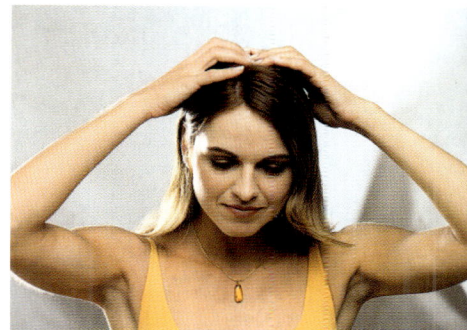

In Frage kommende Edelsteine

Bernstein, Diamant, Heliotrop, Jade, Saphir, Smaragd, Türkis

Mit den Mittelfingern wird der Scheitelpunkt, Hundert Zusammenkünfte, gedrückt.

Ätherische Öle

Lavendel, Salbei, Thymian

Gegen vorzeitige Alterserscheinungen

Jung und vital zu sein, hat viel mit Lebensfreude, freiem Energiefluss und Interesse für alles Lebendige zu tun. Die folgende Position aus dem Jin Shin Jyutsu wird gegen vorzeitige Alterserscheinungen empfohlen. Noch wirkungsvoller ist es, täglich bzw. mehrmals pro Woche eine Shiatsu-Sequenz (➜ Seite 85 ff.) zu mas-

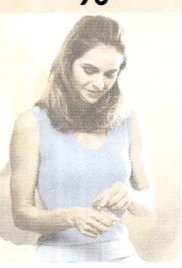

sieren oder alle Energieschlösser des Jin Shin Jyutsu von 1 bis 26 zu drücken. Sie können sich auch selbst eine Sequenz von Akupressurpunkten mit entsprechenden Edelsteinen zusammenstellen. Damit geben Sie Ihrem gesamten Organismus eine regelmäßige Vitalitäts-Spritze.

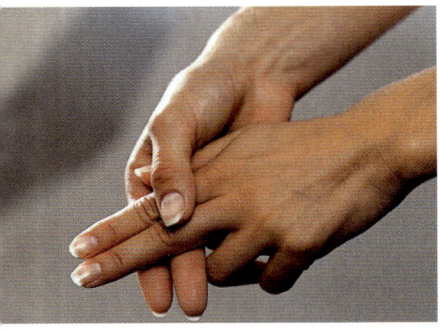

➡ *Jin Shin Jyutsu – Fingerposition*
Legen Sie den rechten Daumen auf die Rückseite des linken Daumens, Zeige- und Mittelfingers, und halten Sie diese drei Finger. Die restlichen Finger der rechten Hand liegen auf der Innenseite des linken Daumens, Zeige- und Mittelfingers. Halten Sie die Position mindestens fünf Minuten lang oder länger, und wechseln Sie dann zur anderen Hand.

Für Vitalität bis ins hohe Alter sorgt der Druck auf Daumen, Mittel- und Zeigefinger.

In Frage kommende Edelsteine

Amethyst (gegen Altersflecken und Schwellungen auf der Haut), Chrysolith (gegen den Verlust intellektueller Fähigkeiten), Karneol (gegen Falten), Smaragd (gegen Schwächezustände)

Schlank werden und bleiben

Schlank zu werden oder schlank zu sein, ist ein Dauerthema, das die Wartezimmer der Ärzte füllt, in allen Frauenzeitschriften regelmäßig abgehandelt wird und ganze Industriezweige nährt. Fast die Hälfte aller Bundesbürger soll übergewichtig sein. Obwohl es kein Geheimnis mehr ist, dass mit gesunder, ausgewogener Ernährung und ausreichend körperlicher Bewegung die Pfunde schmelzen, wenn keine schwer wiegende organische Erkrankung vorliegt, tun sich die meisten schwer, ihr Verhalten zu

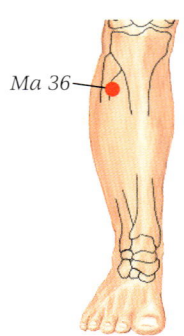

Ma 36

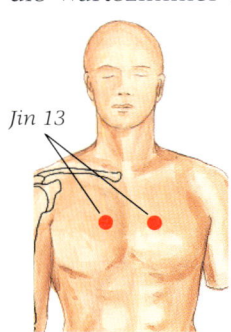

Jin 13

ändern. Der Grund dafür sitzt im Gehirn, denn wir sind auf bestimmte Verhaltensweisen konditioniert. Schon lange geht es nicht mehr darum, mit Essen den Hunger zu stillen. Nur allzu häufig dient es als Ersatzbefriedigung. Essen steht für Genuss, sich zu verwöhnen, sich etwas Gutes zu tun, und muss oft dafür herhalten, dass auf anderen Gebieten des Lebens das Genießen zu kurz kommt – in der Arbeit, in Beziehungen, in der Familie und in der Freizeit. Manch einer verleiht sich mit Essen auch »mehr Gewicht« oder isst aus dem Bedürfnis, sich Schutz zu geben. Daher sollten Sie sich bei der Akupressur mit Edelsteinen erst einmal überlegen, welche Einstellung Sie zum Essen haben und wie Sie hier etwas verändern können. Die folgenden Punkte unterstützen beim Abnehmen.

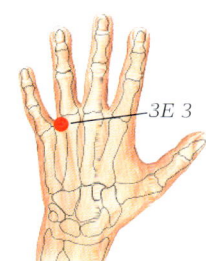

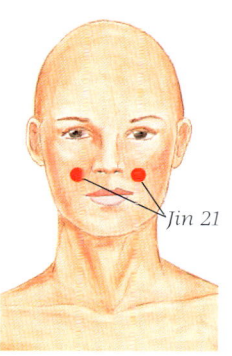

➡ *Magen-Meridian, Punkt 36 (Ma 36) – Drei Meilen am Bein*
Lage: Am äußeren Schienbein, vier Fingerbreit unterhalb des Knies

➡ *Dreifacher-Erwärmer-Meridian, Punkt 3 (3 E3) – Zhongzu*
Lage: Am untersten Knöchel des Ringfingers auf der Seite zum kleinen Finger

➡ *Jin Shin Jyutsu, Punkt 13 – Fruchtbarkeit*
Lage: Am Brustkorb drei Fingerbreit neben dem Brustbein, auf der Höhe des Brustansatzes und fünften Brustwirbels

➡ *Jin Shin Jyutsu, Punkt 21 – Sicherheit*
Lage: Im Gesicht einen Fingerbreit senkrecht über den Mundwinkeln

➡ *Jin Shin Jyutsu – Fingerposition*
Legen Sie den rechten Daumen auf den Nagel Ihres Mittelfingers an der rechten Hand. Dann nehmen Sie den linken Daumen dazu und legen ihn auch auf den Mittelfingernagel der rechten Hand auf. Halten Sie diese Position minde-

Die Aktivierung von Jin 13, Fruchtbarkeit, hilft überflüssige Pfunde zu verlieren.

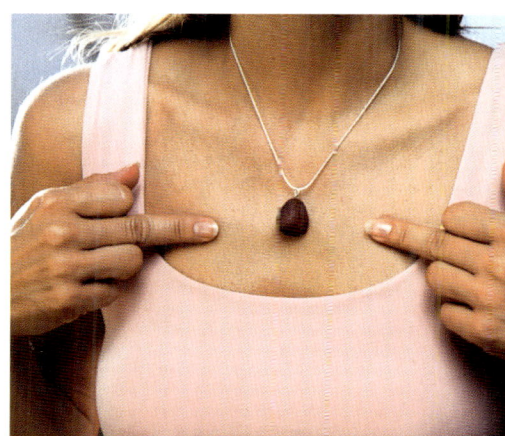

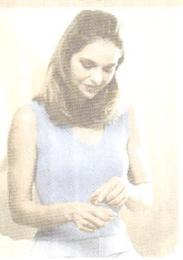

stens fünf Minuten lang, und wechseln Sie dann auf die andere Hand. Diese Position hilft vor allem bei unkontrolliertem Verlangen nach Süßigkeiten.

In Frage kommende Edelsteine
Diamant (Appetitzügler), Lapislazuli (Entgiftung und Entschlackung), Mondstein, Perle, Rosenquarz, Rubin, Smaragd, Türkis, Turmalin

Ätherische Öle
Rosmarin (Zellulitis), Zitrone, Zypresse (Zellulitis)

Gefühle transformieren

Wie steht es um Ihre Gefühlswelt? Sind Sie sehr emotional und werden auch leicht von Wut oder Ärger überwältigt? Oder fällt es Ihnen eher schwer, Ihren Gefühlen Ausdruck zu verleihen? Fühlen Sie sich oft mutlos und ohne Antrieb? Oder macht Ihnen das Leben ständig Angst? Wie auch immer – aufgestaute Emotionen sowie negative Gefühle, die uns beherrschen, vergiften den Körper, in dem sie sich als Blockaden und Schmerzen ausdrücken. Sie vergiften auch die Seele und das Zusammenleben mit anderen. Die Transformation von negativen Gefühlen erfordert vier Schritte:

Durch Akupressur mit Edelsteinen können Sie auch auf der Ebene der Gefühle einen sanften Heil- und Transformationsprozess einleiten.

➡ Werden Sie sich des Gefühls bewusst.

➡ Entwickeln Sie die Bereitschaft, Ihr Gefühl und nicht andere Menschen verändern zu wollen.

➡ Trennen Sie das Gefühl von der Situation, durch die es ausgelöst wurde. Werden Sie sich der Gedanken bewusst, mit denen Sie Ihr Gefühl kreieren.

➡ Nehmen Sie das Gefühl als reine Energie im Körper wahr, ohne ihm eine gedankliche Färbung als Wut oder Ärger zu geben.

Ängste

Ängste haben viele Gesichter – Prüfungsangst, Höhenangst, Angst vor Verletzung oder Angst vor Versagen. Unsere tiefsten Ängste konfrontieren uns jedoch mit der immer gegenwärtigen Möglichkeit des Todes, mit dem Ende unseres individuellen Ichs. Ängste anzunehmen und zu transzendieren, setzt beträchtliches schöpferisches Potenzial frei.

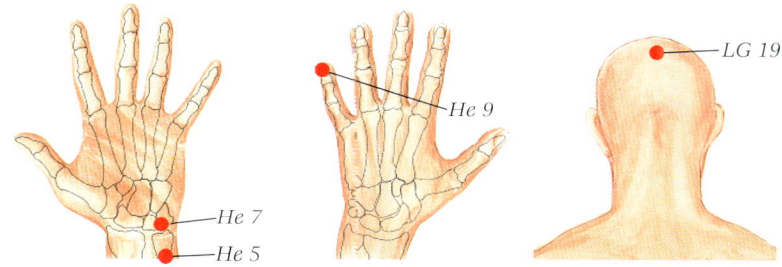

LG 19

He 9

He 7

He 5

➡ *Herz-Meridian, Punkt 5 (He 5) – Tongli*
Lage: An der Außenseite des Unterarms, zwei Fingerbreit über der Handgelenksfurche, auf der Innenseite des Armknochens
➡ *Herz-Meridian, Punkt 7 (He 7) – Tor des Geistes*
Lage: Auf der Beugefalte des Handgelenks, in der Verlängerung des kleinen Fingers
➡ *Herz-Meridian, Punkt 9 (He 9) – Shaochong*
Lage: Am oberen Nagelrand des kleinen Fingers außen
➡ *Lenkergefäß, Punkt 19 (LG 19) – Hinterer Gipfel*
Lage: Am Hinterkopf drei Fingerbreit vom Scheitelpunkt nach hinten
➡ *Ohr-Akupressurpunkt*
Lage: In der Mitte des Ohrläppchens
➡ *Jin Shin Jyutsu gegen Ängste*
Im Jin Shin Jyutsu steht der Zeigefinger für Angst. Machen Sie bei Ängs-

Gegen Ängste wirkt die Stimulation des Ohr-Akupressurpunktes im Zentrum des Ohrläppchens.

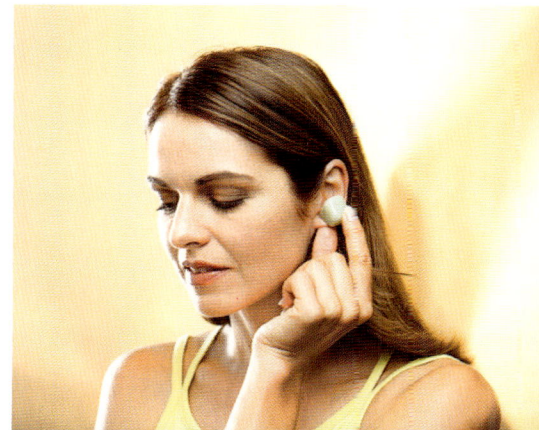

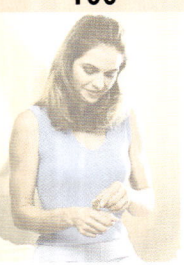

ten aller Art möglichst oft folgende kleine Übung: Den linken Zeigefinger mit der ganzen rechten Hand fest umschließen und mindestens fünf Minuten halten. Dann die Seiten wechseln. Atmen Sie dabei tief ein und aus.

In Frage kommende Edelsteine

Amethyst, Aquamarin, Hämatit, Jade, Karneol, Koralle, Moosachat, Onyx, Opal, Pyrit, Rosenquarz, Rubin, Saphir, Türkis, Turmalin

Depressive Verstimmung

Depressive Verstimmungen resultieren oft aus unterdrückten Gefühlen wie Aggression und Wut, die der Mensch sich nicht gestattet und daher gegen sich selbst richtet. Mit ihnen tauchen auch Themen in unserem Leben auf, die mit Ohnmacht, Schuldgefühlen, Sinnlosigkeit, Altern und Tod zu tun haben. Wenn die Probleme nicht gelöst werden, können sich schwere Depressionen entwickeln. In östlichen Heiltraditionen heißt es: Unter der Depression liegt die Wut, unter der Wut liegt die Trauer, unter der Trauer liegt die Freude, unter der Freude liegt die Glückseligkeit.

Hildegard von Bingen empfahl, bei depressiven Verstimmungen eine Chalzedon-Kette zu tragen oder einen Onyx unter die Zunge zu legen.

➠ *Herz-Meridian, Punkt 3 (He 3) – Punkt der Lebensfreude*
Lage: Am dem Körper zugewandten Ende der Ellbogenfalte
➠ *Herz-Meridian, Punkt 7 (He 7) – Tor des Geistes*
Lage: Auf der Beugefalte des Handgelenks, in der Verlängerung des kleinen Fingers
➠ *Magen-Meridian, Punkt 36 (Ma 36) – Drei Meilen am Bein*
Lage: Am äußeren Schienbein, vier Fingerbreit unterhalb des Knies
➠ *Magen-Meridian, Punkt 41 (Ma 41) – Jiexi*
Lage: Auf dem Fußrücken oben in der Mitte kurz vor dem Übergang zum Bein
➠ *Nieren-Meridian, Punkt 7 (Ni 7) – Fulin*

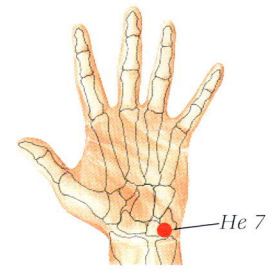

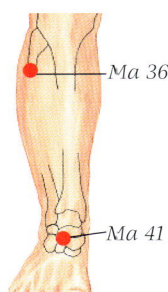
Ma 36

He 7

Ma 41

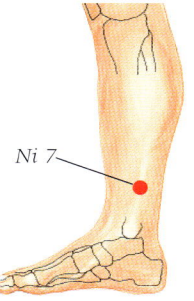
Ni 7

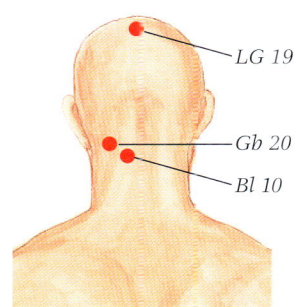
LG 19

Gb 20

Bl 10

Lage: Auf Unterschenkelinnenseite, drei Fingerbreit über Knöchel

➡ *Gallenblasen-Meridian, Punkt 20 (Gb 20) – Windteich*

Lage: Am unteren Hinterhauptrand, am Ansatz der Nackenmuskeln

➡ *Blasen-Meridian, Punkt 10 (Bl 10) – Säule des Himmels*

Lage: Unterhalb der Schädelbasis, zwei Fingerbreit seitlich von der Stelle, an der die Wirbelsäule in den Schädel übergeht

➡ *Lenkergefäß, Punkt 19 (LG 19) – Hinterer Gipfel*

Lage: Am Hinterkopf drei Fingerbreit vom Scheitelpunkt nach hinten

➡ *Konzeptionsgefäß, Punkt 26 (KG 26) – Mitte des Menschen*

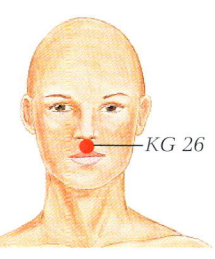
KG 26

Harm.-punkt

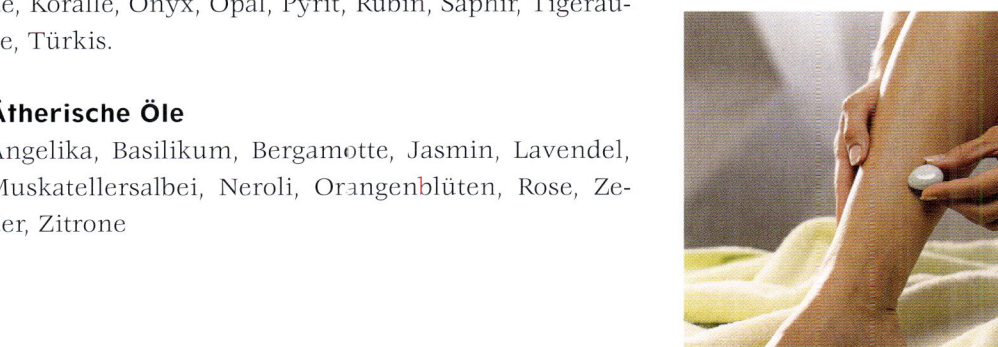

Lage: Direkt unter der Nasenmitte auf der Oberlippe

➡ *Harmonisierungspunkt Hand*

Lage: Am Ringfinger am unteren Nagelrand, auf der Seite zum Mittelfinger

Streichen Sie mit dem Edelstein Ihrer Wahl über Punkt Ni 7 – so vertreiben Sie depressive Stimmungen.

In Frage kommende Edelsteine

Achat, Aquamarin, Bernstein, Chalzedon, Granat, Hämatit, Jade, Koralle, Onyx, Opal, Pyrit, Rubin, Saphir, Tigerauge, Türkis.

Ätherische Öle

Angelika, Basilikum, Bergamotte, Jasmin, Lavendel, Muskatellersalbei, Neroli, Orangenblüten, Rose, Zeder, Zitrone

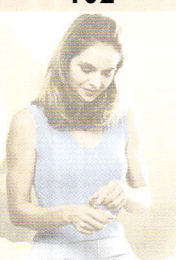

Trauer

Trauer ist eine natürliche, gesunde Reaktion auf Verluste, zum Beispiel von geliebten Menschen. Wenn Sie jedoch keinen Ausweg und kein Ende Ihres Kummers finden, kann die Akupressur mit Edelsteinen Ihnen helfen, sich wieder dem Leben zuzuwenden.

➡ *Perikard-Meridian, Punkt 7 (Pe 7) – Großer Hügel*
Lage: Auf der Innenseite des Unterarms, in der Mitte der Handgelenksfalte

➡ *Magen-Meridian, Punkt 36 (Ma 36) – Drei Meilen am Bein*
Lage: Am äußeren Schienbein, vier Fingerbreit unterhalb des Knies

➡ *Magen-Meridian, Punkt 41 (Ma 41) – Jiexi*
Lage: Auf dem Fußrücken oben in der Mitte, kurz vor dem Übergang zum Bein

➡ *Jin Shin Jyutsu – Fingerposition*
Im Jin Shin Jyutsu steht der Ringfinger für Traurigkeit und Kummer. Machen Sie möglichst mehrmals am Tag folgende Übung: den linken Ringfinger mit der ganzen rechten Hand fest umschließen und mindestens fünf Minuten halten. Dann die Seiten wechseln. Atmen Sie dabei langsam tief ein und aus.

Pe 7 —

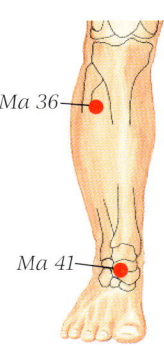

Ma 36 —

Ma 41 —

Diverse wichtige Energiepunkte liegen unterhalb der Schädelbasis.

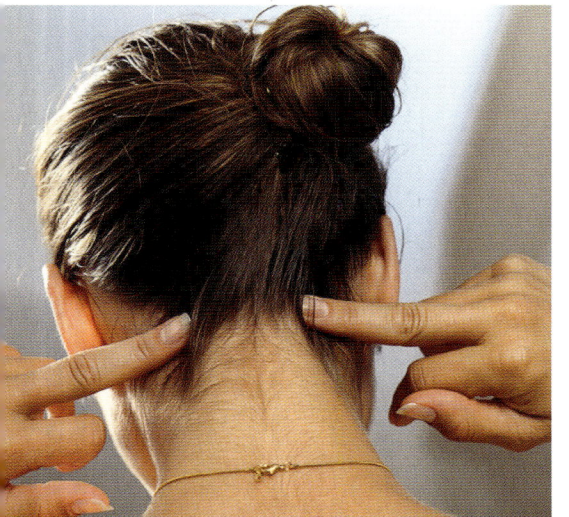

In Frage kommende Edelsteine

Amethyst (Kummer), Bernstein (Traurigkeit), Chalzedon (Kummer), Diamant (Trauer), Jade (Traurigkeit), Onyx (Trauer), Perle (Trauer), Rhodonit (Kummer), Sodalith (Trennungsangst), Turmalin (Trauer), Zirkon (Trennungsangst)

Wut

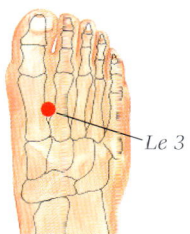

Le 3

Wut richtet sich in der Regel gegen andere Menschen, gegen Gegenstände, die nicht funktionieren, wie wir wollen, und gegen Situationen, die uns nicht passen. In jedem Fall haben wir Erwartungen, die nicht erfüllt werden. Darüber in Wut zu geraten, ändert überhaupt nichts, oft wird alles dadurch nur noch schlimmer. Trotzdem ist Wut keine Emotion, die zu verdammen ist. Wie alle Gefühle lehrt sie uns etwas: zum Beispiel uns anzuschauen, welche Erwartungen wir an andere Menschen haben. Und uns bewusst zu werden, dass niemand auf dieser Erde lebt, um die Erwartungen von irgendjemand anderem zu erfüllen. Sie lehrt uns Geduld, genau hinzusehen, warum etwas nicht funktioniert, und auch, wenn Sie so wollen, Demut vor dem, was wir mit unserem Verstand nicht zu erfassen in der Lage sind. Und Wut ist Energie. Sie können lernen, diese kostbare Energie nicht sinnlos in emotionalen Ausbrüchen verpuffen zu lassen, sondern in ein großes Kraftreservoir für sich und Ihr Leben zu verwandeln.

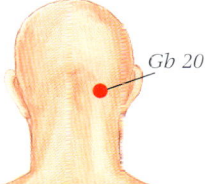

Gb 20

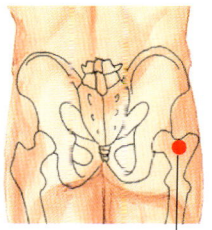

Gb 30

➠ *Leber-Meridian, Punkt 3 (Le 3) – Höchste Flut*
Lage: Zwischen den beiden Mittelfußknochen des großen und zweiten Zehs, einen Fingerbreit vom Zehgrundgelenk in Richtung Fußmitte

Akupressieren Sie bei Wut den Punkt Le 3 auf dem Leber-Meridian.

➠ *Gallenblasen-Meridian, Punkt 20 (Gb 20) – Windteich*
Lage: Am unteren Hinterhauptrand, am Ansatz der Nackenmuskeln

➠ *Gallenblasen-Meridian, Punkt 30 (Gb 30) – Im Kreis springen*
Lage: Am höchsten Punkt des Oberschenkelknochens, direkt hinter dem Hüftkopf am Gesäßmuskel

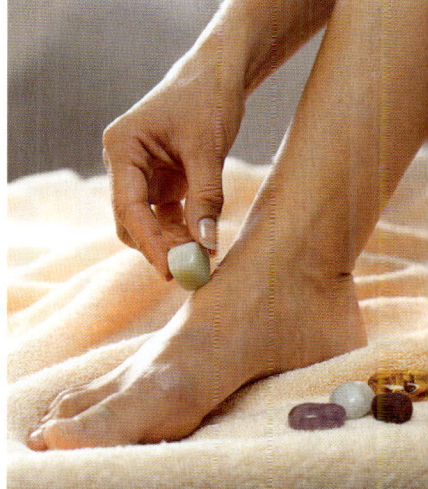

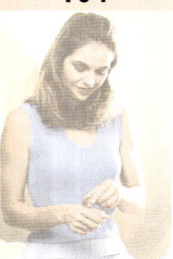

➟ *Jin Shin Jyutsu – Fingerposition*

Im Jin Shin Jyutsu steht der Mittelfinger für Wut und Sexualität. Er wird aber auch der allgemeine Harmonisierer genannt. Die folgende Übung bringt Gelassenheit und Ruhe: Umschließen Sie den linken Mittelfinger fest mit der ganzen rechten Hand, und halten Sie ihn mindestens fünf Minuten. Dann die Seiten wechseln.

In Frage kommende Edelsteine

Weißer Achat, Amethyst, Chalzedon, Labradorit, Saphir

Beschwerden von A bis Z

Viele körperliche Beschwerden kann die Akupressur mit Edelsteinen lindern, manche auch heilen. Doch selbstverständlich sind die Behandlungsvorschläge in diesen Buch kein Ersatz für eine ärztliche Diagnose und Therapie. Wenn Sie beispielsweise unter akuten Schmerzen leiden, deren Herkunft Ihnen nicht klar ist, dürfen Sie unter keinen Umständen glauben, es sei damit getan, die Schmerzen mit Akupressur zu lindern. Schmerzen sind immer auch Warnsignale des Körpers. In Fällen ernster gesundheitlicher Störungen sollten sie auf jeden Fall einen Arzt oder Heilpraktiker aufsuchen.

Allergien

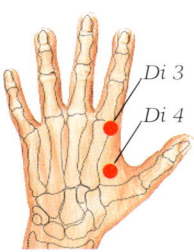

Di 3
Di 4

➟ *Dickdarm-Meridian, Punkt 3 (Di 3) – Sonjian*
Lage: In dem Grübchen, das am Übergang Ihres Zeigefingers zur Hand entsteht, wenn Sie Ihren Daumen abspreizen
➟ *Dickdarm-Meridian, Punkt 4 (Di 4) – Verbindung mit dem Tal*
Lage: Der höchste Punkt der Muskelwölbung, die beim Pressen des Daumens an den Zeigefinger auf dem Handrücken entsteht

➡ *Lungen-Meridian, Punkt 7 (Lu 7) – Unterbrochene Reihe*
Lage: Auf der Arminnenseite, zwei Fingerbreit vom Hand-
gelenk, in der Furche zwischen Elle und Speiche
➡ *Lungen-Meridian, Punkt 9 (Lu 9) – Tiefer Abgrund*
Lage: Auf dem Handgelenk, in der Delle der Verlänge-
rung des Daumens

In Frage kommende Edelsteine

Blutachat (Heuschnupfen), Amethyst (Nahrungsmittel),
Aquamarin, Bergkristall, Bernstein (Nahrungsmittel),
Chalzedon (Nahrungsmittel), Hämatit (Heuschnupfen),
Karneol (Heuschnupfen), Moosachat (Hausstaub), Perle
(Heuschnupfen), Zirkon

Ätherische Öle

Kamille; bei Heuschnupfen Ysop und Zypresse

Atemwegserkrankungen

➡ *Konzeptionsgefäß, Punkt 21 (KG 21) – Himmelsvorsprung*
Lage: Am oberen Rand des Brustbeins an der Vertiefung,
wo der Hals beginnt. – Vor allem bei Asthma
➡ *Blasen-Meridian, Punkt 12 (Bl 12) – Windpunkt*
Lage: Auf dem Rücken neben der Wirbelsäule, zwischen
dem zweiten und dritten Brustwirbel
➡ *Blasen-Meridian, Punkt 13 (Bl 13) – Lungenpunkt*
Lage: Am Rücken zwei Fingerbreit neben der Wirbel-
säule, zwischen dem dritten und vierten Brustwirbel.
– Vor allem bei Asthma
➡ *Lungen-Meridian, Punkt 7 (Lu 7) – Unterbrochene Reihe*
Lage: Auf der Arminnenseite zwei Fingerbreit vom
Handgelenk, in der Furche zwischen Elle und Speiche.
– Vor allem bei Asthma

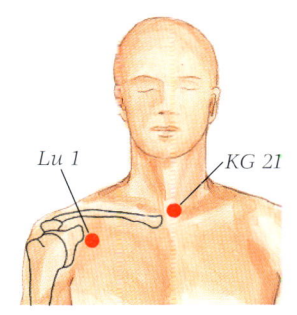

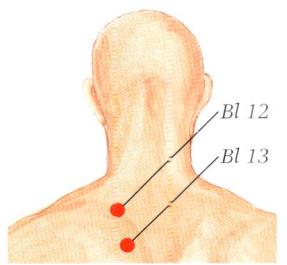

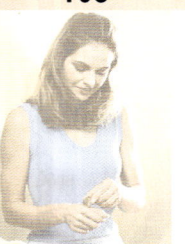

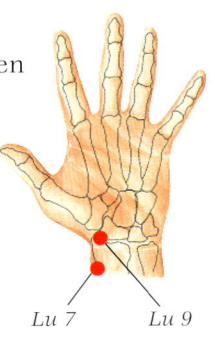

➡ *Lungen-Meridian, Punkt 9 (Lu 9) – Tiefer Abgrund*
Lage: Auf der Innenseite des Unterarmes, am äußeren
Ende des Handgelenks, in der Vertiefung am Ende
der Speiche. – Vor allem bei Asthma
➡ *Lungen-Meridian, Punkt 1 (Lu 1) – Zhonfu*
Lage: Im äußeren Brustbereich, drei Fingerbreit un-
terhalb des Schlüsselbeins – Vor allem bei Bronchitis
➡ *Lungen-Meridian, Punkt 5 (Lu 5) – Chize*
Lage: In der Ellbogenfalte direkt neben der Sehne in
Richtung Außenseite des Arms. – Vor allem bei Bron-
chitis

Lu 7   Lu 9

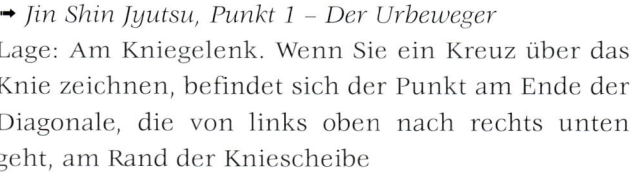

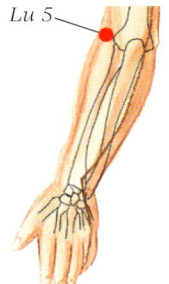

Lu 5

➡ *Jin Shin Jyutsu, Punkt 1 – Der Urbeweger*
Lage: Am Kniegelenk. Wenn Sie ein Kreuz über das
Knie zeichnen, befindet sich der Punkt am Ende der
Diagonale, die von links oben nach rechts unten
geht, am Rand der Kniescheibe
➡ *Jin Shin Jyutsu, Punkt 3 – Verständnis (➡ Seite 112)*
Lage: Am Rücken neben der Wirbelsäule, drei Fin-
gerbreit unterhalb des hervorstehenden Halswirbels

Jin 1

In Frage kommende Edelsteine

Achat (Asthma), Bernstein (Asthma), Diamant (Bronchitis), Hämatit (Heiserkeit), Heliotrop (Atemnot, Heiserkeit), Karneol (Asthma), Malachit (Asthma, Atemwegserkrankungen), Onyx (Asthma),
Perle, Pyrit (Bronchitis), Rosenquarz (Asthma), Rubin (Bronchitis),
Smaragd, Tigerauge, Türkis (Bronchitis), Turmalin, Zirkon

Asthmatische Beschwerden lindern

Große Erleichterung bei Asthma bringt geriebener, reichlich
mit Honig vermischter Meerrettich, von dem man abends
vor dem Schlafengehen einen Teelöffel voll einnimmt.

Bandscheibenbeschwerden

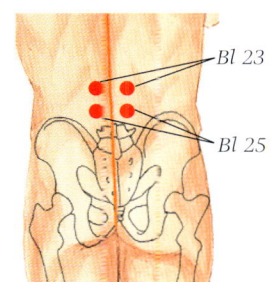

➡ *Blasen-Meridian, Punkt 23 (Bl 23) – Transportpunkt zu den Nieren*
Lage: Auf dem Rücken zwischen dem zweiten und dritten Lendenwirbel
➡ *Blasen-Meridian, Punkt 25 (Bl 25) – Dachangshu*
Lage: Auf dem Rücken zwischen dem vierten und fünften Lendenwirbel

In Frage kommende Edelsteine
Aquamarin, Bergkristall, Bernstein, blauer Calcit, Diamant, Malachit, Perle, Rubin, Tigerauge, Türkis

Ätherische Öle
Rosmarin

Bettnässen

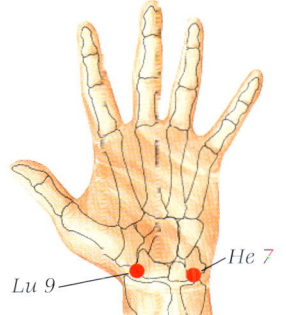

➡ *Lungen-Meridian, Punkt 9 (Lu 9) – Große Quelle*
Lage: Am äußeren Ende der Handgelenksfalte

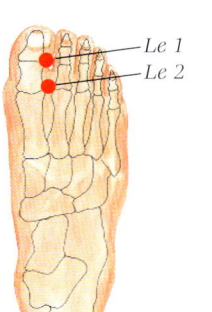

➡ *Leber-Meridian, Punkt 1 (Le 1) – Große Aufrichtigkeit*
Lage: Am großen Zeh, am inneren unteren Rand des Nagels
➡ *Leber-Meridian, Punkt 2 (Le 2) – Reise dazwischen*
Lage: Auf dem Fußrücken, genau am inneren unteren Rand zum Gelenk des großen Zehs
➡ *Herz-Meridian, Punkt 7 (He 7) – Tor des Geistes*
Lage: Auf der Beugefalte des Handgelenks, in der Verlängerung des kleinen Fingers

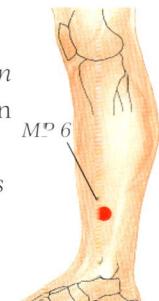

➡ *Milz-Pankreas-Meridian, Punkt 6 (MP 6) – Zusammentreffen der drei Yin-Meridiane*

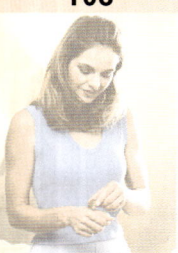

Lage: An der Innenseite des Unterschenkels, vier Fingerbreit über dem Fußknöchel

In Frage kommende Edelsteine
Bernstein, Beryll, Diamant, Malachit, Topas

Ätherische Öle
Sandelholz

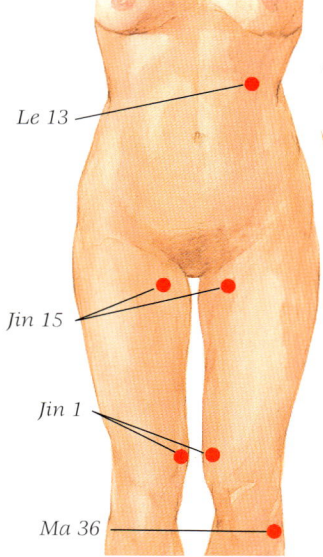

Le 13

Jin 15

Jin 1

Ma 36

Blähungen

→ *Magen-Meridian, Punkt 36 (Ma 36) – Drei Meilen am Bein*
Lage: Am äußeren Schienbein, vier Fingerbreit unterhalb des Knies
→ *Leber-Meridian, Punkt 13 (Le 13) – Tor der Ordnung*
Lage: Am Ende der vorletzten Brustrippe
→ *Jin Shin Jyutsu, Punkt 1 – Der Urbeweger*
Lage: Am Kniegelenk. Wenn Sie ein Kreuz über das Knie zeichnen, befindet sich der Punkt am Ende der Diagonale, die von links oben nach rechts unten geht, am Rand der Kniescheibe
→ *Jin Shin Jyutsu, Punkt 15 – Freude und Lachen*
Lage: Oberschenkeloberseite, in der Mitte der Strecke zwischen der Ober- und der Seitenlinie des Oberschenkels, einen Fingerbreit von der Leiste weg

Kümmelöl gegen Blähungen

Bei Blähungen hilft eine Massage mit Kümmelöl. Massieren Sie mehrmals täglich zur Vorbeugung oder im akuten Fall einige Minuten lang Ihren Bauch mit der flachen Hand im Uhrzeigersinn.

In Frage kommende Edelsteine

Amethyst, Diamant, Rosenquarz, Türkis

Blasenentzündung

➡ *Nieren-Meridian, Punkt 3 (Ni 3) – Großer Bach*
Lage: Auf der Innenseite des Fußes in der Mitte
zwischen Knöchel und Achillessehne
➡ *Blasen-Meridian, Punkt 60 (Bl 60) – Kunlun-gebirge*
Lage: An der Außenseite des Fußes, zwischen
Knöchel und Achillessehne, an der oberen Kan-
te des Fersenbeins

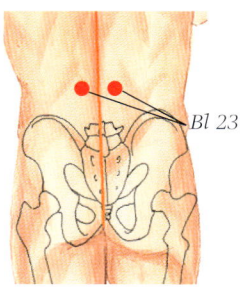

➡ *Blasen-Meridian, Punkt 23 (Bl 23) – Transportpunkt zu den Nieren*
Lage: Am Rücken zwischen dem zweiten und
dritten Lendenwirbel

In Frage kommende Edelsteine

Achat, Bergkristall, Heliotrop, Moosachat,
Onyx, Turmalin

Bluthochdruck

➡ *Leber-Meridian, Punkt 2 (Le 2) – Reise dazwischen*
Lage: An der »Schwimmhaut« zwischen dem großen und
dem zweiten Zeh
➡ *Perikard-Meridian, Punkt 6 (Pe 6) – Innerer Pass*
Lage: Am Innenarm, zwei Fingerbreit über dem Handge-
lenk, in der Mitte zwischen den Sehnen (➡ Seite 110)
➡ *Herz-Meridian, Punkt 7 (He 7) – Tor des Geistes*
Lage: Auf der Beugefalte des Handgelenks, in der Verlän-

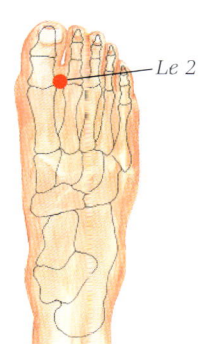

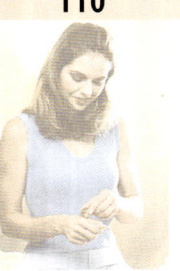

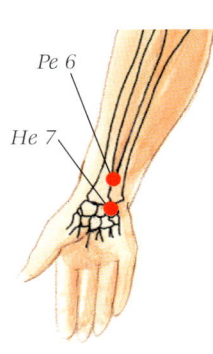

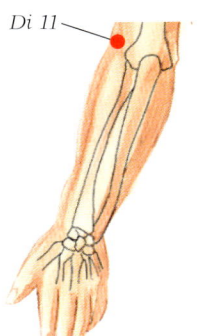

gerung des kleinen Fingers

➠ *Nieren-Meridian, Punkt 3 (Ni 3) – Großer Bach*

Lage: Auf der Innenseite des Fußes in der Mitte zwischen Knöchel und Achillessehne

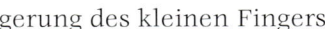

➠ *Dickdarm-Meridian, Punkt 11 (Di 11) – Gewundener Teich*

Lage: An der Außenseite des Arms, am äußeren Ende der Falte, die entsteht, wenn man den Ellbogen anwinkelt

In Frage kommende Edelsteine

Aquamarin, Amethyst, Bergkristall, Hämatit, Jade, Karneol, Koralle, Lapislazuli, Malachit, Rubin, Saphir, Smaragd, Zirkon

Ätherische Öle

Lavendel, Majoran, Ylang-Ylang, Zitrone

Durchblutungsstörungen

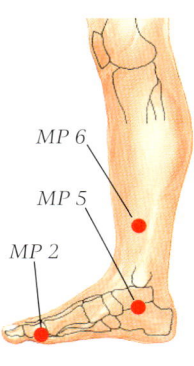

➠ *Milz-Pankreas-Meridian, Punkt 2 (MP 2) – Dadu*

Lage: In der Mitte des Grundgelenks des großen Zehs

➠ *Milz-Pankreas-Meridian, Punkt 5 (MP 5) – Shangqui*

Lage: An der Außenseite des Fußes, direkt unterhalb des Knöchels

➠ *Milz-Pankreas-Meridian, Punkt 6 (MP 6) – Zusammentreffen der drei Yin-Meridiane*

Lage: An der Innenseite des Unterschenkels, vier Fingerbreit über dem Fußknöchel

➡ *Harmonisierungspunkt Hand*
Lage: Am Zeigefingernagel, untere Ecke Richtung Daumen

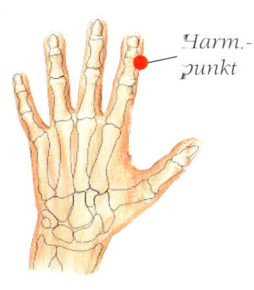

Harm.-punkt

➡ *Meridian-Massage*
Streichen Sie die Energieleitbahn mit der flachen Hand und festem Druck zum Ende der jeweiligen Extremität hin aus – bei den Armen bis zu den Fingerspitzen, bei den Beinen bis zu den Zehenspitzen. Machen Sie die Übung jeweils am Ende Ihrer Akupressur mit Edelsteinen.

In Frage kommende Edelsteine

Bergkristall, Bernstein, Chrysopras, Feueropal, Granat, Hämatit, Heliotrop, Karneol, Koralle, Lapislazuli, Malachit, Onyx, Pyrit, Rosenquarz, Smaragd, Sonnenstein, Türkis, Zirkon

Durchfall

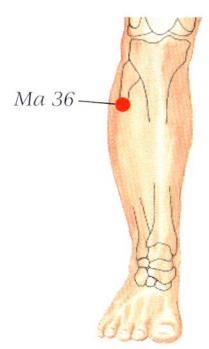

Ma 36

➡ *Magen-Meridian, Punkt 36 (Ma 36) – Drei Meilen am Bein*
Lage: Am äußeren Schienbein, vier Fingerbreit unterhalb des Knies
➡ *Milz-Pankreas-Meridian, Punkt 6 (MP 6) – Zusammentreffen der drei Yin-Meridiane*
Lage: An der Innenseite des Unterschenkels, vier Fingerbreit über dem Fußknöchel
➡ *Milz-Pankreas-Meridian, Punkt 9 (MP 9) – Quelle am Yin-Hügel*

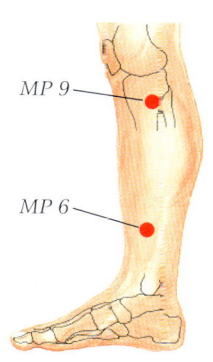

MP 9

MP 6

Lage: An der Innenseite des Schienbeins, kurz unter dem Knie, zwischen Wadenmuskel und Knochen

In Frage kommende Edelsteine

Aventurin, Bergkristall, Beryll, gelber Jaspis, Turmalin

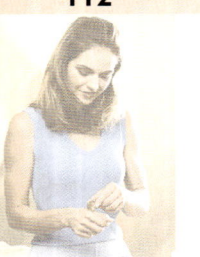

Fieber

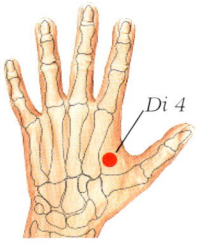

➡ *Dickdarm-Meridian, Punkt 4 (Di 4) – Verbindung mit dem Tal*

Lage: Der höchste Punkt der Muskelwölbung, die beim Pressen des Daumens an den Zeigefinger auf dem Handrücken entsteht

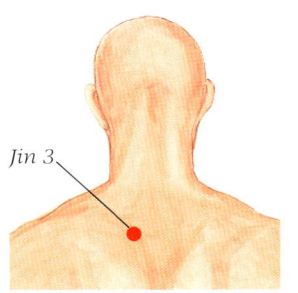

➡ *Jin Shin Jyutsu, Punkt 3 – Verständnis*

Lage: Am Rücken neben der Wirbelsäule, drei Fingerbreit unterhalb des hervorstehenden Halswirbels

In Frage kommende Edelsteine

Achat, Amethyst, Aquamarin, Bernstein, Chalzedon, Karneol, Malachit, Moosachat, Onyx, Opal, Perle, Rubin, Saphir, Smaragd, Türkis, Turmalin, Zirkon

Salbei-Ingwer-Tee

Trinken Sie bei Fieber folgenden Tee über den Tag verteilt in kleinen Schlucken: Geben Sie in einen Liter kochendes Wasser eine Handvoll getrockneten Salbei und einen Esslöffel zerkleinerte Ingwerwurzel. Lassen Sie den Tee zugedeckt zehn Minuten ziehen. Dann seihen Sie ihn ab und fügen den Saft einer halben Zitrone und etwas Honig hinzu.

Ingwer hat eine stimulierende, schweißtreibende und durchblutungsfördernde Wirkung und gilt auch als Beruhigungsmittel. Salbei wirkt entzündungshemmend und hat einen starken krampflösenden und keimtötenden Effekt.

Fieberkrämpfe bei Kindern

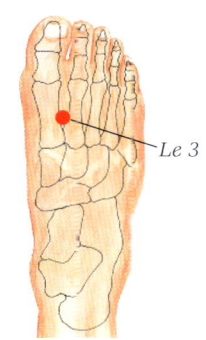

➥ *Leber-Meridian, Punkt 3 (Le 3) – Höchste Flut*
Lage: Zwischen den beiden Mittelfußknochen des großen und zweiten Zehs, einen Fingerbreit vom Zehgrundgelenk in Richtung Fußmitte

Le 3

In Frage kommende Edelsteine

Achat, Amethyst, Aquamarin, Bernstein, Chalzedon, Jade, Karneol, Malachit, Perle, Rubin, Smaragd, Türkis

Ätherische Öle

Bergamotte, Cajeput, Eukalyptus, Lavendel, Pfefferminze, Teebaum, Zitrone

Gallenblasenbeschwerden

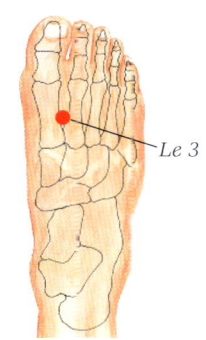

➥ *Gallenblasen-Meridian, Punkt 24 (Gb 24) – Sonne und Mond*
Lage: In gerade Linie unterhalb der Brustwarze, zwischen der siebten und achten Rippe
➥ *Gallenblasen-Meridian, Punkt 30 (Gb 30) – Im Kreis springen*
Lage: Am höchsten Punkt des Oberschenkelknochens, direkt hinter dem Hüftkopf am Gesäßmuskel

Gb 24
Le 13

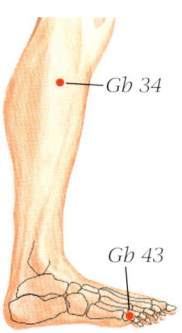

Gb 34

Gb 43

➥ *Gallenblasen-Meridian, Punkt 34 (Gb 34) – Quelle am Yang-Hügel*
Lage: An der Beinaußenseite unterhalb des Knies, in der Vertiefung des Wadenbeinköpfchens
➥ *Gallenblasen-Meridian, Punkt 43 (Gb 43) – Xiaxi*
Lage: Am Grundgelenk des vierten Zehs außen und oben

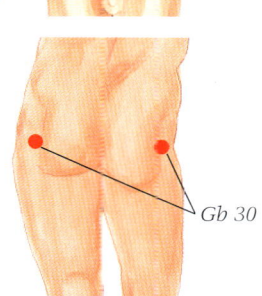

Gb 30

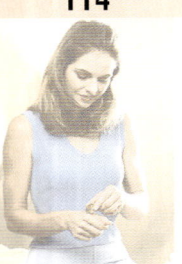

➠ *Leber-Meridian, Punkt 13 (Le 13) – Tor der Ordnung*
Lage: Am Ende der vorletzten Brustrippe (➙ Seite 113)

In Frage kommende Edelsteine

Amethyst (Gallensteine), Bernstein, Chalzedon (Gallensteine), Diamant, Karneol (Gallensteine), Malachit (Kolik), Saphir (Kolik), Smaragd, Tigerauge (Gallensteine)

Ätherische Öle

Grapefruit

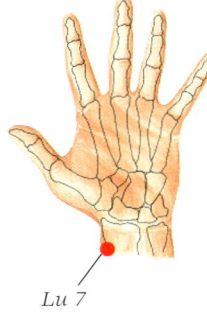

Gesichtslähmung

➠ *Lungen-Meridian, Punkt 7 (Lu 7) – Unterbrochene Reihe*
Lage: Auf der Arminnenseite, zwei Fingerbreit vom Handgelenk, in der Furche zwischen Elle und Speiche

In Frage kommende Edelsteine

Amethyst, Calcit, Jade, Moosachat, Turmalin

Lu 7

Ätherische Öle

Ein Massageöl aus folgenden Bestandteilen ist sehr wirksam: 30 Milliliter Johanniskrautöl, 20 Milliliter Jojoba-Öl, 5 Tropfen Cajeput, 3 Tropfen Lavendel, 1 Tropfen Rose, 1 Tropfen Melisse. Akupressieren und massieren Sie damit täglich im Gesicht und an den entsprechenden Akupressur-Punkten.

Herz-Kreislauf-Beschwerden

➠ *Herz-Meridian, Punkt 5 (He 5) – Tongli (➙ Seite 99)*
Lage: An der Außenseite des Unterarms, zwei Fingerbreit über der Handgelenksfurche, auf der Innenseite des Armknochens
➠ *Dickdarm-Meridian, Punkt 11 (Di 11) – Gewundener Teich*

Lage: An der Außenseite des Arms, am äußeren Ende der Falte, die entsteht, wenn man den Ellbogen anwinkelt

➡ *Harmonisierungspunkt Hand (Illustration ➝ Seite 139)*

Lage: Am Nagel des kleinen Fingers, in der unteren Ecke Richtung Ringfinger. – Anregungspunkt für das Herz

➡ *Harmonisierungspunkt Herz*

Lage: In der Handinnenfläche in der Furche zwischen dem Ballen von Ringfinger und kleinem Finger. – Bei nervösen Herzbeschwerden

➡ *Jin Shin Jyutsu, Punkt 17 – Fortpflanzungsenergie*

Lage: Am Handgelenk außen, neben und etwas vor dem hervorstehenden Knöchel

➡ *Jin Shin Jyutsu, Punkt 20 – Ewigkeit*

Lage: Auf halber Höhe zwischen der Mitte der Augenbrauen und dem Haaransatz. – Stärkt das Herz

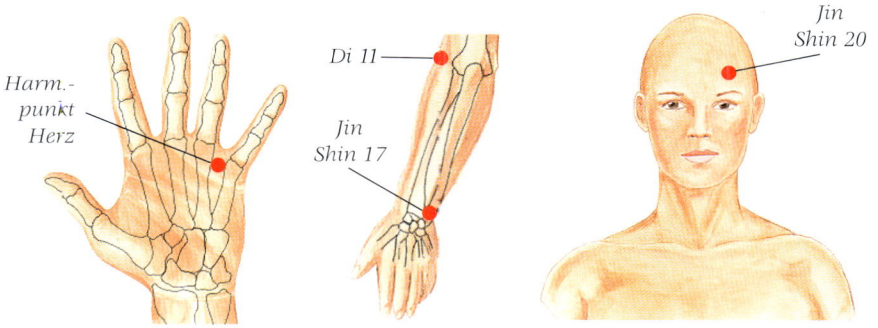

In Frage kommende Edelsteine

Aquamarin, Bergkristall, Beryll, Calcit, Granat, Heliotrop, Karneol, Koralle, Labradorit, Lapislazuli, Malachit, Onyx, Opal, Rosenquarz, Saphir, Smaragd, Türkis, Turmalin

Ätherische Öle

Rose, Rosenholz, Zedernholz

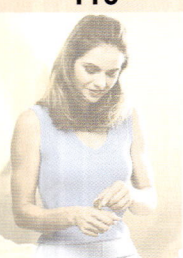

Husten

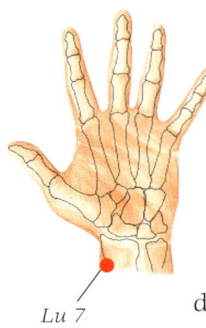

➡ *Lungen-Meridian, Punkt 7 (Lu 7) – Unterbrochene Reihe*

Lage: Auf der Arminnenseite, zwei Fingerbreit vom Handgelenk, in der Furche zwischen Elle und Speiche

➡ *Lungen-Meridian, Punkt 10 (Lu 10) – Fischgrenze*

Lage: In der Handinnenfläche, am inneren Rand des Daumenballens in der Mitte

➡ *Dreifacher-Erwärmer-Meridian, Punkt 5 (3E 5) – Äußerer Pass (Illustration ➡ Seite 117)*

Lage: Auf der Oberseite des Unterarms, zwei Fingerbreit vom Handgelenk entfernt, in Richtung Ellbogen

➡ *Dickdarm-Meridian, Punkt 11 (Di 11) – Gewundener Teich*

Lage: An der Außenseite des Arms, am äußeren Ende der Falte, die entsteht, wenn man den Ellbogen anwinkelt

➡ *Gallenblasen-Meridian, Punkt 20 (Gb 20) – Windteich*

Lage: Am unteren Hinterhauptrand, am Ansatz der Nackenmuskeln

➡ *Lenkergefäß, Punkt 14 (LG 14) – Großer Wirbel*

Lage: An der Wirbelsäule zwischen siebten Halswirbel und erstem Brustwirbel

Lu 7

u 10

Di 11

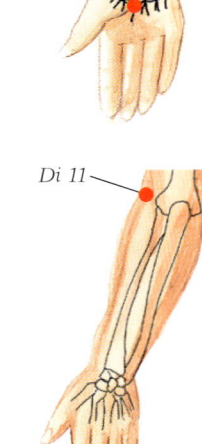

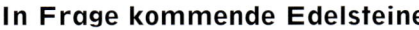

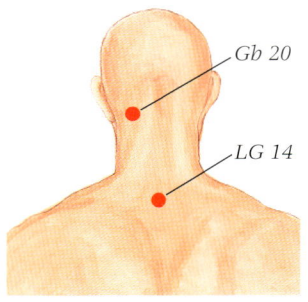

Gb 20

LG 14

In Frage kommende Edelsteine

Bernstein, Chalzedon, Citrin, Jade, Koralle, Malachit, Moosachat, Opal, Perle

Ätherische Öle

Lavendel, Pfefferminze, Thymian

Ischiasbeschwerden

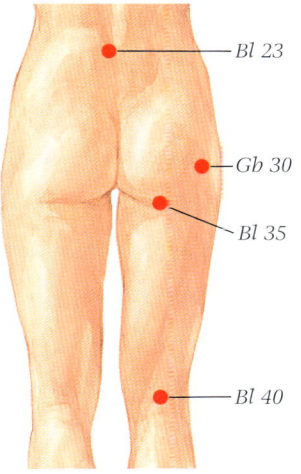

Bl 23

Gb 30

Bl 35

Bl 40

➡ *Blasen-Meridian, Punkt 23 (Bl 23) – Transportpunkt zu den Nieren*
Lage: Am Rücken neben der Wirbelsäule, zwischen dem zweiten und dritten Lendenwirbel
➡ *Blasen-Meridian, Punkt 35 (Bl 35) – Kreuzpunkt*
Lage: Neben dem unteren Ende des Steißbeins
➡ *Blasen-Meridian, Punkt 40 (Bl 40) – Mitten in der Biegung*
Lage: An der Hinterseite des Beins, in der Mitte der Kniekehle
➡ *Gallenblasen-Meridian, Punkt 30 (Gb 30) – Im Kreis springen*
Lage: Am höchsten Punkt des Oberschenkelknochens, direkt hinter dem Hüftkopf am Gesäßmuskel

In Frage kommende Edelsteine
Amethyst, Citrin, Diamant, Heliotrop, Jaspis, Karneol, Lapislazuli, Malachit, Perle, Pyrit, Rosenquarz, Rubin, Tigerauge

Keuchhusten

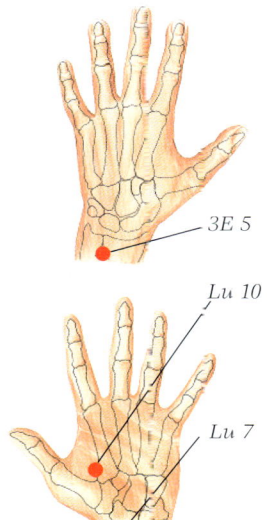

3E 5

Lu 10

Lu 7

➡ *Lungen-Meridian, Punkt 7 (Lu 7) – Unterbrochene Reihe*
Lage: Auf der Arminnenseite, zwei Fingerbreit vom Handgelenk, in der Furche zwischen Elle und Speiche
➡ *Lungen-Meridian, Punkt 10 (Lu 10) – Fischgrenze*
Lage: In der Handinnenfläche, am inneren Rand des Daumenballens in der Mitte
➡ *Dreifacher-Erwärmer-Meridian, Punkt 5 (3E 5) – Äußerer Pass*
Lage: Auf der Oberseite des Unterarms, zwei Fingerbreit vom Handgelenk entfernt, in Richtung Ellbogen

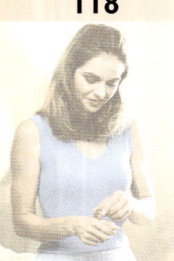

In Frage kommende Edelsteine
Bernstein, Citrin, Jade, Malachit, Moosachat

Ätherische Öle
Muskatellersalbei, Thymian, Zedernholz, Zypresse

Konzentrationsmangel

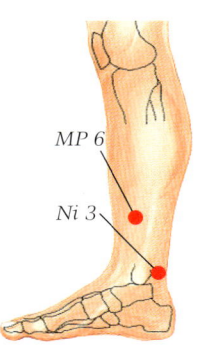

MP 6

Ni 3

➡ *Milz-Pankreas-Meridian, Punkt 6 (MP 6) – Zusammentreffen der drei Yin-Meridiane*
Lage: An der Innenseite des Unterschenkels, vier Fingerbreit über dem Fußknöchel
➡ *Nieren-Meridian, Punkt 3 (Ni 3) – Großer Bach*
Lage: Auf der Innenseite des Fußes in der Mitte zwischen Knöchel und Achillessehne
➡ *Lenkergefäß, Punkt 20 (LG 20) – 100 Zusammenkünfte*
Lage: Auf dem höchsten Scheitelpunkt auf der Verbindungslinie zwischen beiden Ohren

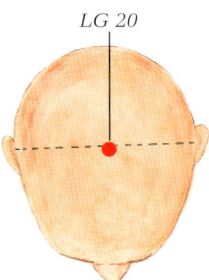

LG 20

In Frage kommende Edelsteine
Amethyst (Lernschwäche), Chalzedon, Diamant, Heliotrop, Karneol, Lapislazuli

Punkt-Meditation bei Konzentrationsmangel

Malen Sie einen schwarzen dicken Punkt auf ein weißes Blatt Papier. Heften Sie es an die Wand, und setzen Sie sich täglich zehn Minuten in meditativer Stille davor. Schauen Sie den Punkt an, und kommen Sie bei allen gedanklichen und emotionalen Abschweifungen immer wieder auf diesen Punkt zurück.

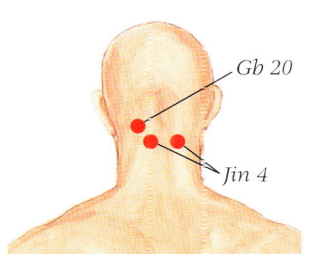

Gb 20

Jin 4

Kopfschmerzen

➡ *Gallenblasen-Meridian, Punkt 20 (Gb 20) – Windteich*
Lage: Am unteren Hinterhauptrand, am Ansatz der Nackenmuskeln. – Vor allem bei Kopfschmerzen durch Ärger, Zugluft und Alkohol

➡ *Gallenblasen-Meridian, Punkt 30 (Gb 30) – Im Kreis springen*
Lage: Am höchsten Punkt des Oberschenkelknochens, direkt hinter dem Hüftkopf am Gesäßmuskel

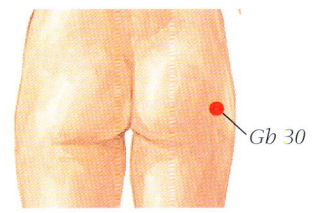

Gb 30

➡ *Dickdarm-Meridian, Punkt 11 (Di 11) – Gewundener Teich*
Lage: An der Außenseite des Arms, am äußeren Ende der Falte, die entsteht, wenn man den Ellbogen anwinkelt. – Vor allem bei Kopfschmerzen durch zu viel Sonne

➡ *Magen-Meridian, Punkt 44 (Ma 44) – Innenhof*
Lage: Auf der »Schwimmhaut« zwischen dem zweiten und dritten Zeh. – Vor allem bei Kopfschmerzen durch zu viel Sorgen und falsche Ernährung

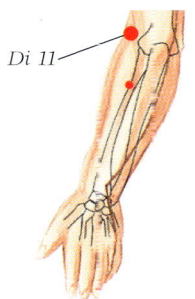

Di 11

➡ *Lungen-Meridian, Punkt 7 (Lu 7) – Unterbrochene Reihe*
Lage: Zwei Fingerbreit vom Handgelenk in Richtung Arm, in der Furche zwischen Elle und Speiche

➡ *Leber-Meridian, Punkt 3 (Le 3) – Höchste Flut*
Lage: Zwischen den beiden Mittelfußknochen des gro-ßen und zweiten Zehs, einen Fingerbreit vom Zehgrundgelenk in Richtung Fußmitte. – Vor allem bei Kopfschmerzen durch Ärger und Alkohol

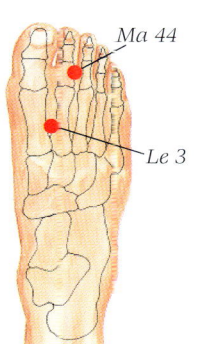

Ma 44

Le 3

➡ *Jin Shin Jyutsu, Punkt 4 – Messende Intelligenz*
Lage: Am Hinterkopf rechts und links der Wirbelsäule, am Übergang zum Schädelknochen

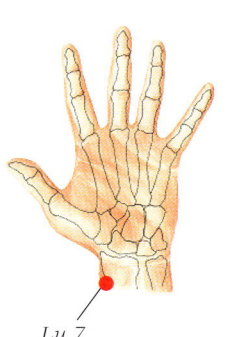

Lu 7

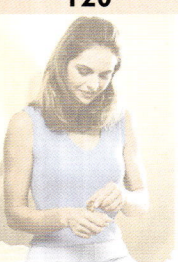

In Frage kommende Edelsteine

Amethyst, Bergkristall, Beryll, Citrin, Diamant, Jade, Lapislazuli, Malachit, Perle, Rubin, Smaragd, Tigerauge, Turmalin

Yoga gegen Kopfschmerzen

Gegen Kopfschmerzen und Migräne hilft die Yoga-Atemübung Pranayama. Atmen Sie fünf Minuten lang abwechselnd durch das rechte Nasenloch ein und durch das linke Nasenloch aus. Halten Sie dabei immer das jeweils andere Nasenloch verschlossen. Dazu liegen Daumen und Ringfinger auf der rechten und linken Nasenseite auf.

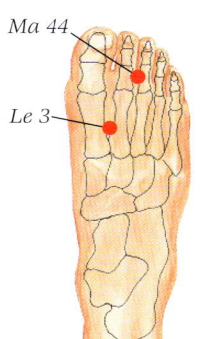

Ma 44

Le 3

Magenbeschwerden

➡ *Magen-Meridian, Punkt 36 (Ma 36) – Drei Meilen am Bein*
Lage: Am äußeren Schienbein, vier Fingerbreit unterhalb des Knies
➡ *Magen-Meridian, Punkt 44 (Ma 44) – Innenhof*
Lage: Auf der »Schwimmhaut« zwischen dem zweiten und dritten Zeh
➡ *Konzeptionsgefäß, Punkt 10 (KG 10) – Untere Magengrube*
Lage: Etwa drei Fingerbreit oberhalb des Nabels
➡ *Leber-Meridian, Punkt 3 (Le 3) – Höchste Flut*
Lage: Zwischen den beiden Mittelfußknochen des großen und zweiten Zehs, einen Fingerbreit vom Zehgrundgelenk in Richtung Fußmitte
➡ *Harmonisierungspunkt Hand*
Lage: In der Handinnenfläche auf dem zentralen tiefsten Punkt

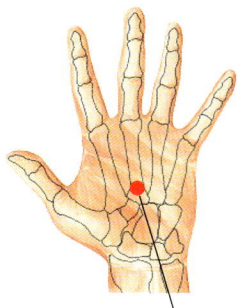

Harm.-punkt Hand

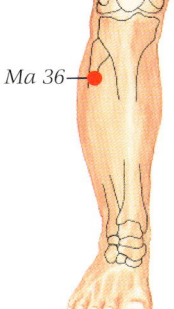

Ma 36

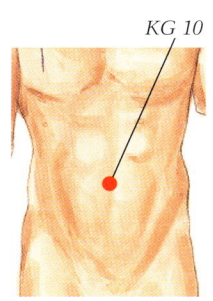

KG 10

In Frage kommende Edelsteine

Bergkristall, Bernstein, Beryl, Calcit, Onyx, Opal, Perle, Saphir

Ätherische Öle

Pfefferminze

Menstruationsbeschwerden

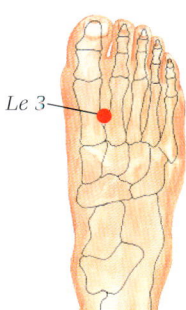

➡ *Leber-Meridian, Punkt 3 (Le 3) – Höchste Flut*
Lage: Zwischen den beiden Mittelfußknochen des großen und zweiten Zehs, einen Fingerbreit vom Zehgrundgelenk in Richtung Fußmitte

➡ *Milz-Pankreas-Meridian, Punkt 1 (MP 1) – Yinhai*
Lage: An der Fußinnenseite im Winkel des oberen Großzehennagels

➡ *Milz-Pankreas-Meridian, Punkt 6 (MP 6) – Zusammentreffen der drei Yin-Meridiane*
Lage: An der Innenseite des Unterschenkels, vier Fingerbreit über dem Fußknöchel

➡ *Milz-Pankreas-Meridian, Punkt 8 (MP 8) – Erddrehpunkt*
Lage: An der Innenseite des Unterschenkels zwischen Wadenmuskel und Knochen, vier Fingerbreit unterhalb der Vertiefung, in der das Schienbein ins Knie übergeht

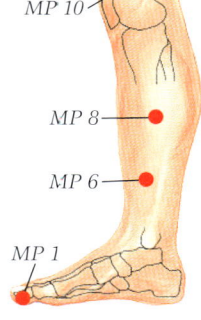

➡ *Milz-Pankreas-Meridian, Punkt 10 (MP 10) – Meer des Blutes*

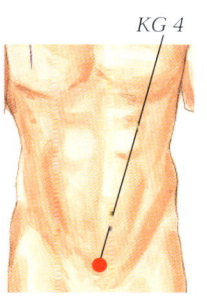

Lage: An der Innenseite des Oberschenkels, drei Fingerbreit über dem Kniegelenk, wo der innere Oberschenkelmuskel eine kleine Erhebung bildet. – Vor allem bei ausbleibender Periode

➡ *Konzeptionsgefäß, Punkt 4 (KG 4) – Tor der Ursprungsenergie*
Lage: Auf der Verbindungslinie zwischen Schambein und Nabel, drei Fingerbreit oberhalb des Schambeinrandes

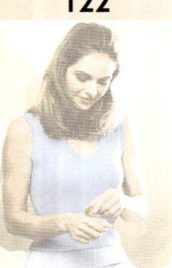

In Frage kommende Edelsteine

Amethyst, Bergkristall, Bernstein, Citrin, Hämatit, Jade, gelber Jaspis, Koralle, Lapislazuli, Mondstein, Pyrit, Rubin, Turmalin

Nasenbluten

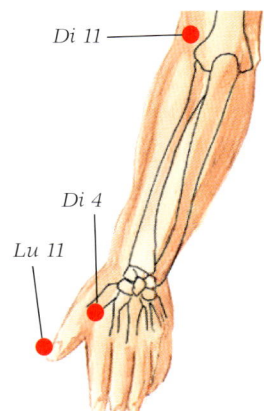

Di 11

Di 4

Lu 11

➡ *Lungen-Meridian, Punkt 11 (Lu 11) – Junger Händler*
Lage: Am äußeren unteren Winkel des Daumennagels
➡ *Dickdarm-Meridian, Punkt 4 (Di 4) – Verbindung mit dem Tal*
Lage: Der höchste Punkt der Muskelwölbung, die beim Pressen des Daumens an den Zeigefinger auf dem Handrücken entsteht
➡ *Dickdarm-Meridian, Punkt 11 (Di 11) – Gewundener Teich*
Lage: An der Außenseite des Arms, am äußeren Ende der Falte, die entsteht, wenn man den Ellbogen anwinkelt

In Frage kommende Edelsteine

Bergkristall, Bernstein, Karneol, Rubin

Nervenleiden, Nervosität

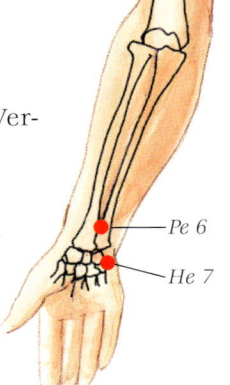

Pe 6

He 7

➡ *Herz-Meridian, Punkt 7 (He 7) – Tor des Geistes*
Lage: Auf der Beugefalte des Handgelenks, in der Verlängerung des kleinen Fingers
➡ *Blasen-Meridian, Punkt 60 (Bl 60) – Kunlungebirge*
Lage: An der Außenseite des Fußes, zwischen Knöchel und Achillessehne, an der oberen Kante des Fersenbeins
➡ *Blasen-Meridian, Punkt 62 (Bl 82) – Shenmai*
Lage: An der Außenseite des Fußes, zwei Fin-

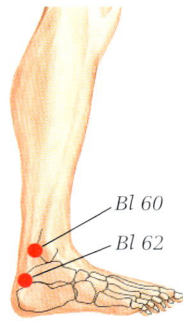

gerbreit unterhalb des Knöchels

➡ *Perikard-Meridian, Punkt 6 (Pe 6) – Innerer Pass*
Lage: Am Innenarm, zwei Fingerbreit über dem
Handgelenk in der Mitte zwischen den Sehnen

Bl 60
Bl 62

In Frage kommende Edelsteine

Amethyst, Granat (Nervosität), Heliotrop (Nervosität), Jade, Lapislazuli, Rosenquarz, Saphir,
Tigerauge, Türkis (Nervosität), Turmalin

Ätherische Öle

Lavendel, Melisse, Sandelholz

Niedriger Blutdruck

➡ *Blasen-Meridian, Punkt 20 (Bl 20) – Transportpunkt zur Milz*
Lage: Auf dem Rücken zwischen dem elften und
zwölften Brustwirbel
➡ *Blasen-Meridian, Punkt 21 (Bl 21) – Transport-
punkt zum Magen*
Lage: Unter Bl 20, zwischen dem zwölften Brust-
wirbel und dem ersten Lendenwirbel
➡ *Blasen-Meridian, Punkt 22 (Bl 22) – Transport-
punkt zum Dreifachen Erwärmer*
Lage: Unter Bl 21, zwischen dem ersten und zwei-
ten Lendenwirbel
➡ *Blasen-Meridian, Punkt 23 (Bl 23) – Transport-
punkt zu den Nieren*
Lage: Unter Bl 22, zwischen dem zweiten und dritten Lendenwirbel
➡ *Konzeptionsgefäß, Punkt 6 (KG 6) – Meer des Qi*
Lage: Knapp unterhalb des Nabels, vier Fingerbreit oberhalb des
Schambeins

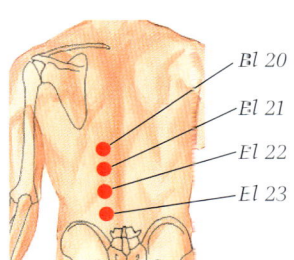

Bl 20
El 21
El 22
El 23

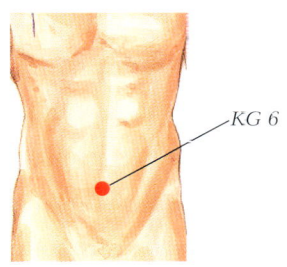

KG 6

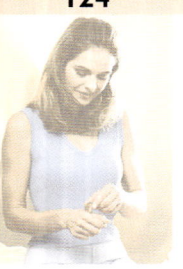

➠ *Milz-Pankreas-Meridian, Punkt 6 (MP 6) –*
Zusammentreffen der drei Yin-Meridiane
Lage: An der Innenseite des Unterschenkels,
vier Fingerbreit über dem Fußknöchel

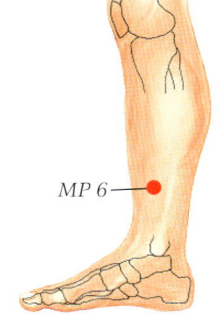

In Frage kommende Edelsteine
Aventurin, Amethyst, Bernstein, Hämatit,
Karneol, Koralle, Moosachat, Rubin, Türkis

Ätherische Öle
Rosmarin

Ödeme

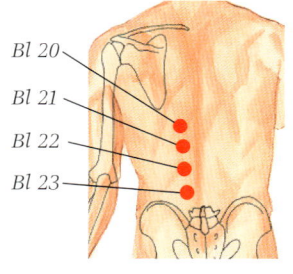

➠ *Blasen-Meridian, Punkt 20 (Bl 20) – Transportpunkt zur*
Milz
Lage: Auf dem Rücken zwischen dem elften und zwölf-
ten Brustwirbel
➠ *Blasen-Meridian, Punkt 21 (Bl 21) – Transportpunkt zum*
Magen
Lage: Unter Bl 20, zwischen dem zwölften Brustwirbel
und dem ersten Lendenwirbel
➠ *Blasen-Meridian, Punkt 23 (Bl 23) – Transportpunkt zu*
den Nieren
Lage: Ein Stückchen unter Bl 21, zwischen dem
zweiten und dritten Lendenwirbel
➠ *Lungen-Meridian, Punkt 7 (Lu 7) – Unterbrochene*
Reihe
Lage: Zwei Fingerbreit vom Handgelenk in Rich-
tung Arm, in der Furche zwischen Elle und Speiche

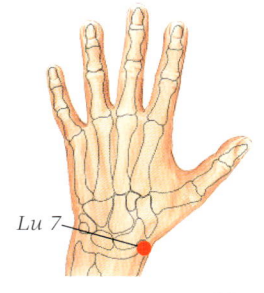

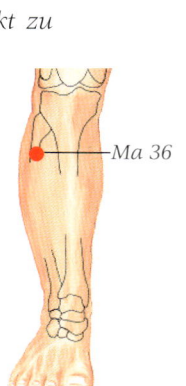

➠ *Magen-Meridian, Punkt 36 (Ma 36) – Drei Meilen am Bein*
Lage: Am äußeren Schienbein, vier Fingerbreit unterhalb
des Knies

In Frage kommende Edelsteine

Aquamarin, Chalzedon, Heliotrop, Jade, Mondstein, Rosenquarz, Turmalin

Potenz- und Libidoschwäche

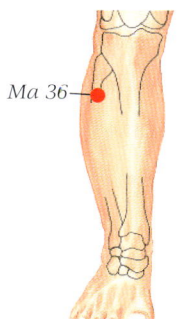

➡ *Magen-Meridian, Punkt 36 (Ma 36) – Drei Meilen am Bein*
Lage: Am äußeren Schienbein, vier Fingerbreit unterhalb des Knies
➡ *Nieren-Meridian, Punkt 3 (Ni 3) – Großer Bach*
Lage: Auf der Innenseite des Fußes, in der Mitte zwischen Knöchel und Achillessehne
➡ *Blasen-Meridian, Punkt 23 (Bl 23) – Transportpunkt zu den Nieren*
Lage: Auf dem Rücken, zwischen dem zweiten und dritten Lendenwirbel

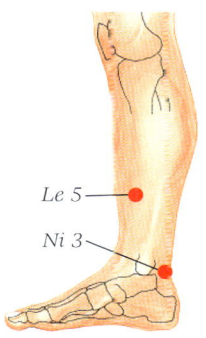

➡ *Leber-Meridian, Punkt 5 (Le 5) – Kürbisgraben*
Lage: Auf der Innenseite des Unterschenkels, fünf Fingerbreit über dem Fußknöchel. – Vor allem für Frauen zu empfehlen
➡ *Konzeptionsgefäß, Punkt 4 (KG 4) – Tor der Ursprungsenergie*
Lage: Auf der Verbindungslinie zwischen Schambein und Nabel, drei Fingerbreit oberhalb des Schambeinrandes

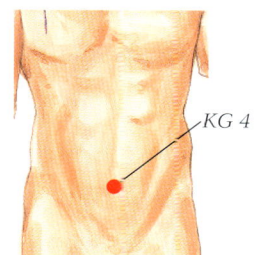

In Frage kommende Edelsteine

Aquamarin, Bergkristall, Citrin, Granat, Hämatit, Heliotrop, Jade, Mondstein, Moosachat, Opal, Perle, Rosenquarz, Türkis, Zirkon

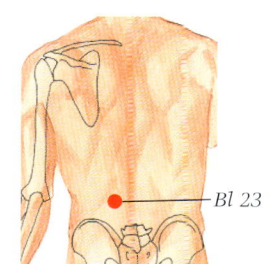

Ätherische Öle

Jasmin, Muskatellersalbei, Rose, Tonka, Ylang-Ylang

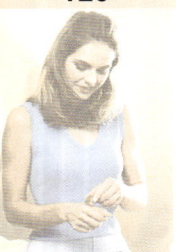

Reisekrankheit

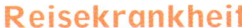

➡ *Perikard-Meridian, Punkt 6 (Pe 6) – Innerer Pass*

Lage: Am Innenarm, zwei Fingerbreit über dem Handgelenk, in der Mitte zwischen den Sehnen

➡ *Punkt Jin Tang – Punkt des Dritten Auges*

Lage: Genau zwischen den Augenbrauen

Pe 6

Jin Tang

➡ *Jin Shin Jyutsu – Fingerposition*

Im Jin Shin Jyutsu gibt es eine einfache Übung gegen Flugangst: Legen Sie bei beiden Händen die Daumenkuppe auf den Nagel des Ringfingers.

In Frage kommende Edelsteine

Beryll, Landschaftsjaspis

Rheuma

➡ *Dreifacher-Erwärmer-Meridian, Punkt 5 (3E 5) – Äußerer Pass*

Lage: Auf der Oberseite des Unterarms, zwei Fingerbreit vom Handgelenk entfernt, in Richtung Ellbogen. – Vor allem bei Schmerzen in Schultern und Ellbogen

➡ *Dickdarm-Meridian, Punkt 4 (Di 4) – Verbindung mit dem Tal*

Lage: Der höchste Punkt der Muskelwölbung, die beim Pressen des Daumens an den Zeigefinger auf dem Handrücken entsteht. – Vor allem bei Schmerzen in Schultern und Ellbogen

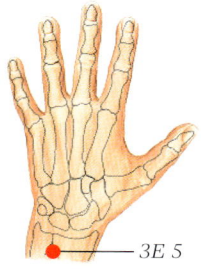

3E 5

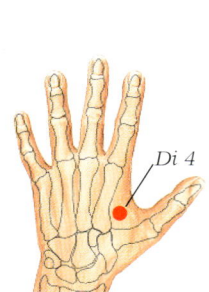

Di 4

➡ *Gallenblasen-Meridian, Punkt 30 (Gb 30) – Im Kreis springen*

Lage: Am höchsten Punkt des Oberschenkelkno-chens, direkt hinter dem Hüftkopf am Gesäßmuskel. – Vor allem bei Schmerzen in der Hüfte

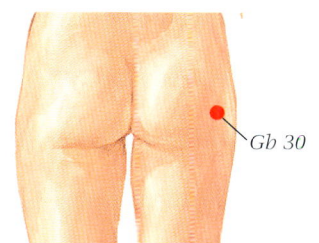

Gb 30

➡ *Gallenblasen-Meridian, Punkt 41 (Gb 41) – Über den Tränen*

Lage: Auf der Oberseite des Fußes, zwischen den bei-den Mittelfußknochen des kleinen und des vierten Zehs, zwei Fingerbreit vom Grundgelenk in Richtung Knöchel. – Vor allem bei Schmerzen in der Hüfte

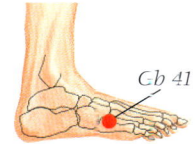

Gb 41

➡ *Magen-Meridian, Punkt 36 (Ma 36) – Drei Meilen am Bein*

Lage: Am äußeren Schienbein, vier Fingerbreit unter-halb des Knies. – Vor allem bei Schmerzen am Knie

➡ *Dünndarm-Meridian, Punkt 11 (Dü 11) – Himmlische Ahnen*

Lage: Auf dem Schulterblatt hinten, in Höhe des vier-ten Brustwirbels

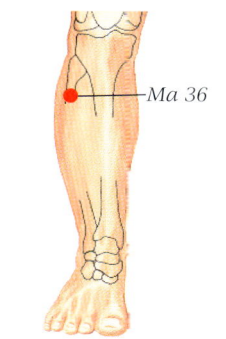

Ma 36

➡ *Jin Shin Jyutsu, Punkt 11 – Entladen von überflüssigem Gepäck*

Lage: Am Rücken zwei Fingerbreit unterhalb der Schulter und zwei Fingerbreit neben der Wirbelsäule

In Frage kommende Edelsteine

Achat, Amethyst, Bergkristall, Bernstein, Citrin, Dia-mant, Granat, Heliotrop, Karneol, Labradorit, Lapisla-zuli, Malachit, Moosachat, Opal, Perle, Pyrit, Rosen-quarz, Saphir, Smaragd, Tigerauge (Gelenke), Türkis, Turmalin, Zirkon

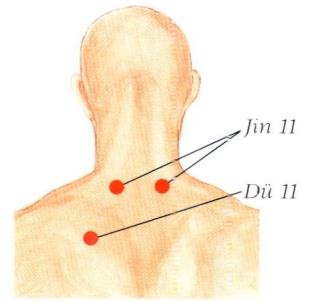

Jin 11

Dü 11

Ätherische Öle

Kamille, Teebaum

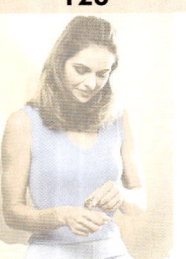

Rückenschmerzen

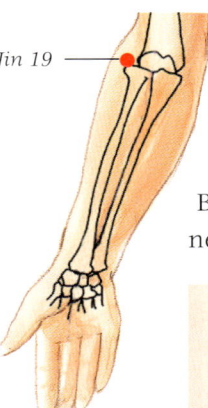

Jin 2

Bl 31

Bl 40

Jin 19

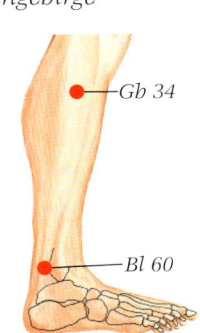

Gb 34

Bl 60

➡ *Blasen-Meridian, Punkt 31 (Bl 31) – Kreuzpunkt*
Lage: Neben der Wirbelsäule, in der Vertiefung, die das Kreuzbein oberhalb des Gesäßes bildet

➡ *Blasen-Meridian, Punkt 40 (Bl 40) – Mitten in der Biegung*
Lage: An der Hinterseite des Beins, in der Mitte der Kniekehle

➡ *Blasen-Meridian, Punkt 60 (Bl 60) – Kunlungebirge*
Lage: An der Außenseite des Fußes, zwischen Knöchel und Achillessehne an der oberen Kante des Fersenbeins

➡ *Gallenblasen-Meridian, Punkt 34 (Gb 34) – Quelle am Yang-Hügel*
Lage: An der Beinaußenseite, unterhalb des Knies, in der Vertiefung des Wadenbeinköpfchens

➡ *Jin Shin Jyutsu, Punkt 2 – Lebenskraft für alle Kreaturen*
Lage: Im Kreuz auf dem oberen Rand des Beckengürtels in der Mitte zwischen Wirbelsäule und Hüfte

➡ *Jin Shin Jyutsu, Punkt 19 – Autorität*
Lage: Am Ellbogen am äußeren Rand der inneren Falte

In Frage kommende Edelsteine

Blauer Achat, Aventurin, Bergkristall, Bernstein, Diamant, Karneol, Pyrit, Türkis

Ayurvedischer Heiltrank

Trinken Sie dreimal täglich folgenden Gewürztrunk: In ein Glas Wasser je 1 Teelöffel Zitronensaft, schwarzen Pfeffer und eine Prise Steinsalz geben und gut umrühren.

Schlafstörungen

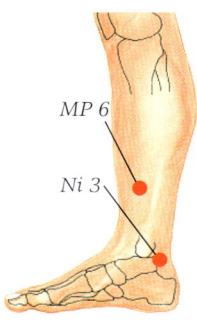

MP 6

Ni 3

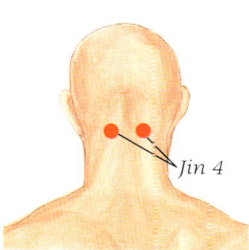

Le 2

Le 3

➡ *Nieren-Meridian, Punkt 3 (Ni 3) – Großer Bach*
Lage: Auf der Innenseite des Fußes, in der Mitte zwischen Knöchel und Achillessehne
➡ *Leber-Meridian, Punkt 2 (Le 2) – Reise dazwischen*
Lage: Am Fuß an der »Schwimmhaut« zwischen dem großen und dem zweiten Zeh
➡ *Leber-Meridian, Punkt 3 (Le 3) – Höchste Flut*
Lage: Zwischen den beiden Mittelfußknochen des großen und zweiten Zehs, einen Fingerbreit vom Zehgrundgelenk in Richtung Fußmitte
➡ *Milz-Pankreas-Meridian, Punkt 6 (MP 6) – Zusammentreffen der drei Yin-Meridiane*
Lage: An der Innenseite des Unterschenkels, vier Fingerbreit über dem Fußknöchel
➡ *Jin Shin Jyutsu, Punkt 4 – Messende Intelligenz*
Lage: Neben der Wirbelsäule am unteren Rand des Schädelbasisknochens

Jin 4

In Frage kommende Edelsteine

Amethyst, Chalzedon, Diamant, Hämatit, Jade, gelber Jaspis, Karneol, Lapislazuli, Rosenquarz, Rubin, Saphir, Smaragd, Topas, Türkis, Turmalin

Schnupfen

➡ *Lungen-Meridian, Punkt 7 (Lu 7) – Lieque*
Lage: Zwei Fingerbreit vom Handgelenk in Richtung Arm, in der Furche zwischen Elle und Speiche
➡ *Dickdarm-Meridian, Punkt 4 (Di 4) – Verbindung mit dem Tal*

Di 4

Lu 7

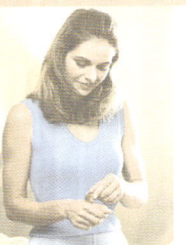

Lage: Der höchste Punkt der Muskelwölbung, die beim Pressen des Daumens an den Zeigefinger auf dem Handrücken entsteht

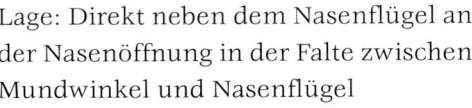

➡ *Dickdarm-Meridian, Punkt 20 (Di 20) – Den Duft willkommen heißen*

Lage: Direkt neben dem Nasenflügel an der Nasenöffnung in der Falte zwischen Mundwinkel und Nasenflügel

➡ *Blasen-Meridian, Punkt 12 (Bl 12) – Windpunkt*

Lage: Auf dem Rücken neben der Wirbelsäule zwischen dem zweiten und dritten Brustwirbel

➡ *Gallenblasen-Meridian, Punkt 20 (Gb 20) – Windteich*

Lage: Am unteren Hinterhauptrand am Ansatz der Nackenmuskeln

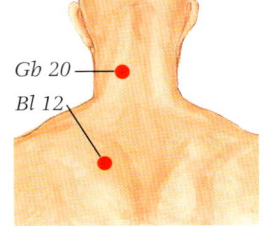

Gb 20 —

Bl 12

In Frage kommende Edelsteine

Amethyst, Aquamarin, Chalzedon, Citrin, Opal, Tigerauge, Türkis

Ätherische Öle

Angelika, Cajeput, Lavendel, Pfefferminze, Rosmarin, Teebaum, Thymian

Schuppenflechte

➡ *Nieren-Meridian, Punkt 1 (Ni 1) – Sprudelnder Quell*

Lage: Auf der Fußohle in der Senke zwischen dem Ballen des großen und des kleinen Zehs

➡ *Nieren-Meridian, Punkt 2 (Ni 2) – Rangu*

Lage: Auf der Fußinnenseite an der Knochenkante in der Mitte zwischen Zehenballen und Knöchel in einer kleinen Vertiefung

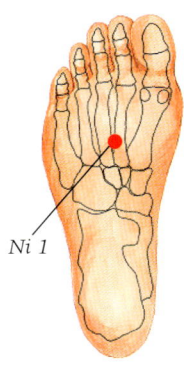

Ni 1

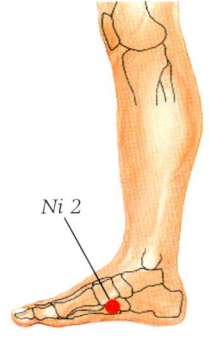

Ni 2

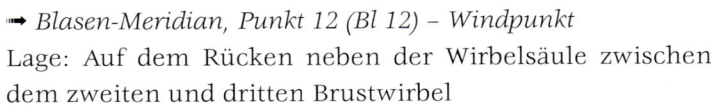

In Frage kommende Edelsteine

Amethyst, Bernstein, Lapislazuli, Malachit, Saphir, Türkis

Ätherische Öle

Bergamotte

Schwangerschaft und Geburt

➡ *Nieren-Meridian, Punkt 3 (Ni 3) – Großer Bach*
Lage: Auf der Innenseite des Fußes, in der Mitte zwischen
Knöchel und Achillessehne
➡ *Blasen-Meridian, Punkt 67 (Bl 67) – Nach innen Reichen-
des*
Lage: Am kleinen Zeh, am äußeren oberen Nagelrand
➡ *Magen-Meridian, Punkt 36 (Ma 36) – Drei Meilen am Bein*
Lage: Am äußeren Schienbein, vier Fingerbreit unterhalb
des Knies. – Vor allem bei Übelkeit und Erbrechen
➡ *Konzeptionsgefäß, Punkt 12 (KG 12) – Mittlerer Kanal*
Lage: Vier Fingerbreit senkrecht über dem Nabel unterhalb des
letzten Rippenbogens. – Vor allem bei Übelkeit und Erbrechen
➡ *Milz-Pankreas-Meridian, Punkt 6 (MP 6) – Zusammentreffen der drei
Yin-Meridiane*
Lage: An der Innenseite des Unterschenkels, vier Fingerbreit über
dem Fußknöchel

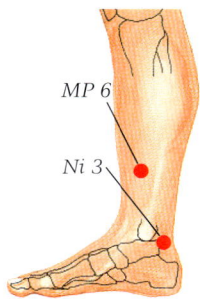
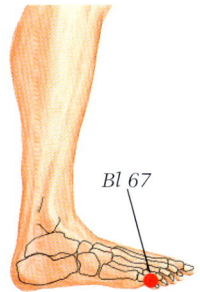
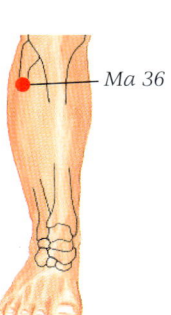

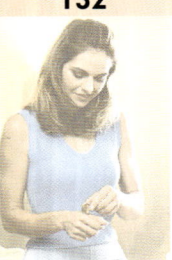

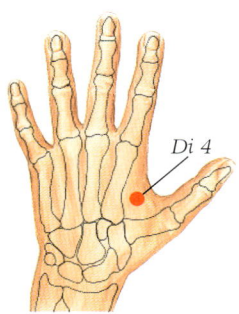

Di 4

➞ *Dickdarm-Meridian, Punkt 4 (Di 4) – Verbindung mit dem Tal*

Lage: Der höchste Punkt der Muskelwölbung, die beim Pressen des Daumens an den Zeigefinger auf dem Handrücken entsteht.

– Bei Schmerzen nach der Geburt; dieser Punkt darf während der Schwangerschaft nicht behandelt werden

➞ *Jin Shin Jyutsu für stillende Mütter*

Den linken Mittelfinger mit der ganzen rechten Hand fest umschließen und mindestens fünf Minuten halten. Danach die Seiten wechseln.

In Frage kommende Edelsteine

Achat, Amazonit (Geburtsschmerzen), Jade, Jaspis, Koralle, Rosenquarz (Milchdrüsenunterfunktion)

Ätherische Öle

Kamille

Akupressur in der Schwangerschaft

Akupressur mit Edelsteinen ist eine wohltuende sanfte Unterstützung in dieser so wichtigen Zeit für eine Frau. Aber bestimmte Punkte sollten ab einem gewissen Zeitraum nicht mehr massiert werden. Dazu gehören vor allem Di 4, der schon nach vier Wochen nicht mehr behandelt werden sollte, NI 3 nach dem dritten und MP 6 nach dem siebten Monat nicht mehr. Auch alle anderen Punkte berühren und massieren Sie bitte sanft und mit wenig oder gar keinem Druck. Edelsteine hingegen können Sie bedenkenlos benutzen. Viele von ihnen galten schon zu allen Zeiten als Schutzsteine für werdende Mütter, so etwa der Achat.

Schwindel

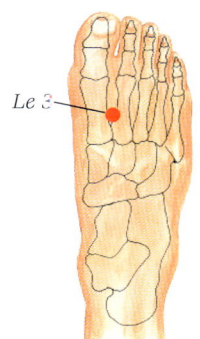

Le 3

➡ *Leber-Meridian, Punkt 3 (Le 3) – Höchste Flut*
Lage: Auf dem Fußrücken, zwischen den beiden Mittelfußknochen des großen und zweiten Zehs, einen Fingerbreit vom Zehgrundgelenk in Richtung Fußmitte
➡ *Jin Shin Jyutsu, Punkt 20 – Ewigkeit*
Lage: Auf halber Höhe zwischen der Mitte der Augenbrauen und dem Haaransatz
➡ *Jin Shin Jyutsu, Punkt 21 – Tiefe Sicherheit*
Lage: Im Gesicht in der Mitte zwischen Nase und Oberlippe, zwei Finger seitwärts in Richtung Ohr

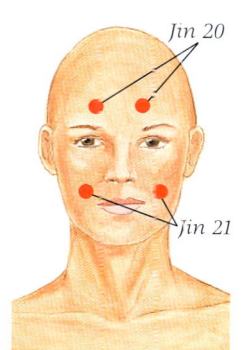

Jin 20

Jin 21

In Frage kommende Edelsteine

Bergkristall, Bernstein, Diamant, Onyx, Saphir, Turmalin

Ätherische Öle

Basilikum, Kamille, Lavendel, Pfefferminze, Rosmarin, Salbei, Thymian

Sehschwäche

➡ *Leber-Meridian, Punkt 3 (Le 3) – Höchste Flut*
Lage: Zwischen den beiden Mittelfußknochen des großen und zweiten Zehs, einen Fingerbreit vom Zehgrundgelenk in Richtung Fußmitte
➡ *Magen-Meridian, Punkt 36 (Ma 36) – Drei Meilen am Bein*
Lage: Am äußeren Schienbein, vier Fingerbreit unterhalb des Knies

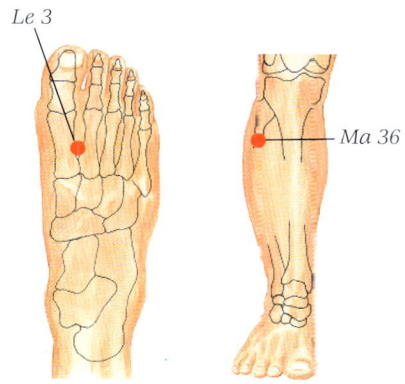

Le 3

Ma 36

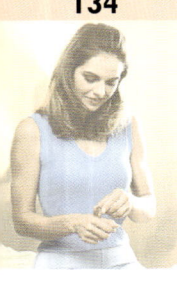

➡ *Blasen-Meridian, Punkt 1 (Bl 1) – Leuchtende Augen*
Lage: Am Innenwinkel des Auges, oberhalb des Tränenkanals
➡ *Dickdarm-Meridian, Punkt 4 (Di 4) – Verbindung mit dem Tal*
Lage: Der höchste Punkt der Muskelwölbung, die beim Pressen
des Daumens an den Zeigefinger auf dem Handrücken entsteht
➡ *Jin Shin Jyutsu, Punkt 4 – Messende Intelligenz*
Lage: Am Hinterkopf, rechts und links der Wirbelsäule, am Über-
gang zum Schädelknochen

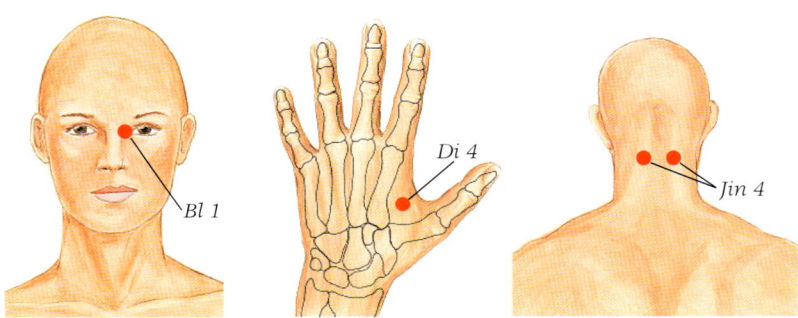

»Pinselübung« für die Augen

Kleines Augentraining: Stellen Sie sich vor, dass Sie mit den Augen lange Malpinsel führen, und malen Sie die Konturen von Ge-
genständen nach, so oft Sie können.
Am besten wirkt diese Übung im Freien, wenn Sie weiter ent-
fernte Häuser, Bäume und Hügel »umpinseln«.

In Frage kommende Edelsteine

Achat, Aquamarin, Aventurin, Beryll, Mondstein (grauer Star),
Onyx, Perle, Rosenquarz, Saphir (Augenentzündung), Smaragd,
Türkis, Turmalin, Zirkon (grauer Star)

Sodbrennen

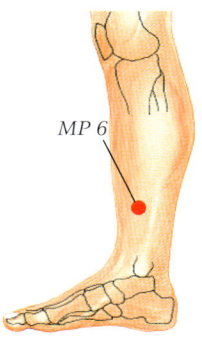

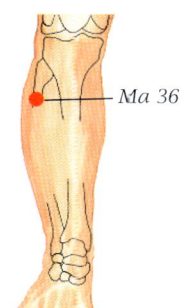

➡ *Magen-Meridian, Punkt 36 (Ma 36) – Drei Meilen am Bein*
Lage: Am äußeren Schienbein, vier Fingerbreit unterhalb des Knies
➡ *Milz-Pankreas-Meridian, Punkt 6 (MP 6) – Zusammentreffen der drei Yin-Meridiane*
Lage: An der Innenseite des Unterschenkels, vier Fingerbreit über dem Fußknöchel

In Frage kommende Edelsteine
Jade, Mondstein, Perle, Pyrit, Saphir, Türkis

Ätherische Öle
Pfefferminze

Sonnenbrand

➡ *Blasen-Meridian, Punkt 40 (Bl 40) – Mitten in der Biegung*
Lage: An der Hinterseite des Beins, in der Mitte der Kniekehle

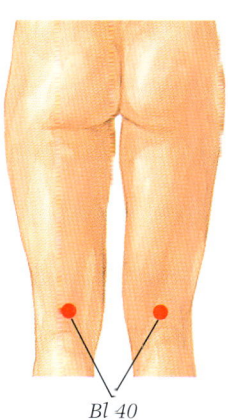

In Frage kommende Edelsteine
Amethyst, Aquamarin, Beryll Diamant, Jade, Lapislazuli, Onyx, Perle, schwarzer Turmalin

Stottern bei Kindern

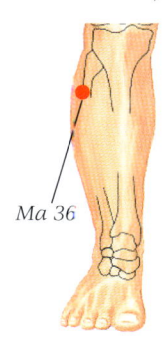

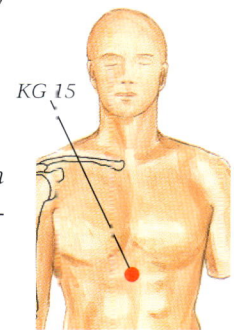

➡ *Magen-Meridian, Punkt 36 (Ma 36) – Drei Meilen am Bein*
Lage: Am äußeren Schienbein, vier Fingerbreit unterhalb des Knies
➡ *Konzeptionsgefäß, Punkt 15 (KG 15) – Jiuwei*
Lage: An der untersten Spitze des Brustbeins

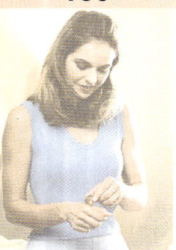

In Frage kommende Edelsteine
Bernstein, Chalzedon, Karneol, Pyrit, Rosenquarz, Türkis

Ätherische Öle
Orange

Süchte

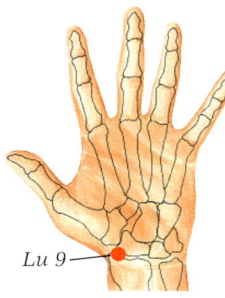

➡ *Lungen-Meridian, Punkt 9 (Lu 9) – Tiefer Abgrund*
Lage: Auf der Innenseite des Unterarmes, am Ende des Handgelenks, in der Vertiefung am Ende der Speiche.
– Vor allem bei Nikotinsucht
➡ *Blasen-Meridian, Punkt 13 (Bl 13) – Lungenpunkt*
Lage: Am Rücken neben der Wirbelsäule, zwischen dem dritten und vierten Brustwirbel
➡ *Blasen-Meridian, Punkt 23 (Bl 23) – Transportpunkt zu den Nieren*
Lage: Am Rücken neben der Wirbelsäule, zwischen dem zweiten und dritten Lendenwirbel
➡ *Blasen-Meridian, Punkt 52 (Bl 52) – Nierenpunkt*
Lage: Zwei Fingerbreit neben Bl 23 von der Wirbelsäule weg. – Stärkt die Willenskraft

Lu 9

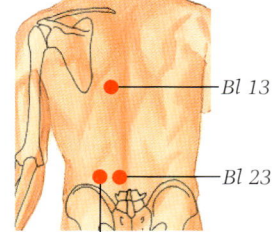

Bl 13

Bl 23

Bl 52

In Frage kommende Edelsteine
Amethyst (Alkohol, Drogen, Nikotin, Tabletten), Bergkristall (Alkohol, Nikotin), Moosachat

Kalmus zur Nikotinentwöhnung

Ein altes Hausrezept gegen das Rauchen rät dazu, mehrmals am Tage auf kleinen Stücken getrockneter Kalmuswurzel (Apotheke) herumzukauen. Dadurch soll Abneigung gegen Tabak entstehen.

Verstopfung

➡ *Leber-Meridian, Punkt 2 (Le 2) – Reise dazwischen*
Lage: Am Fuß an der »Schwimmhaut« zwischen dem großen und dem zweiten Zeh

➡ *Leber-Meridian, Punkt 3 (Le 3) – Höchste Flut*

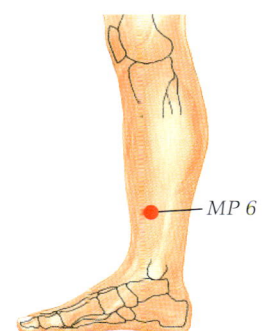

MP 6

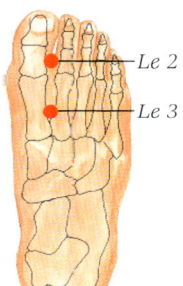

Le 2

Le 3

Lage: Zwischen den beiden Mittelfußknochen des großen und zweiten Zehs, einen Fingerbreit vom Zehgrundgelenk in Richtung Fußmitte

➡ *Milz-Pankreas-Meridian, Punkt 6 (MP 6) – Zusammentreffen der drei Yin-Meridiane*
Lage: An der Innenseite des Unterschenkels, vier Fingerbreit über dem Fußknöchel

➡ *Milz-Pankreas-Meridian, Punkt 15 (MP 15) – Großer horizontaler Pinselstrich*
Lage: Am Bauch vier Fingerbreit seitlich des Nabels

➡ *Dickdarm-Meridian, Punkt 4 (Di 4) – Verbindung mit dem Tal*
Lage: Der höchste Punkt der Muskelwölbung, die beim Pressen des Daumens an den Zeigefinger auf dem Handrücken entsteht

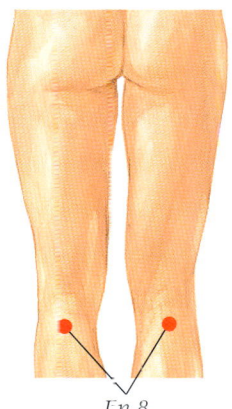

Jn 8

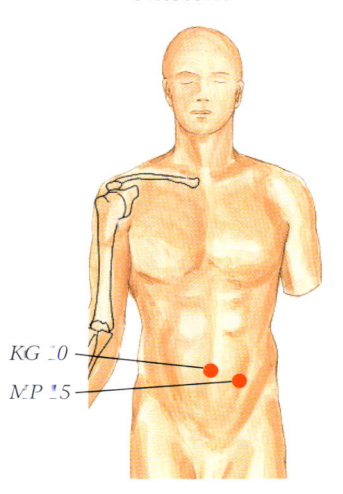

KG 10

MP 15

➡ *Konzeptionsgefäß, Punkt 10 (KG 10) – Untere Magengrube*
Lage: Drei Fingerbreit senkrecht über dem Nabel

➡ *Jin Shin Jyutsu, Punkt 8 – Rhythmus*
Lage: Auf der Rückseite des Unterschenkels, ein Fingerbreit unterhalb des Knies in der Vertiefung zwischen den Knochen

In Frage kommende Edelsteine
Aventurin, Bernstein, Citrin, Diamant, gelbe Jade, gelber Jaspis, Karneol, Rubin, Tigerauge, Türkis

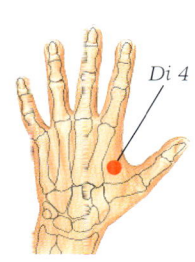

Di 4

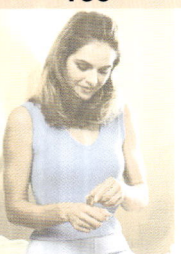

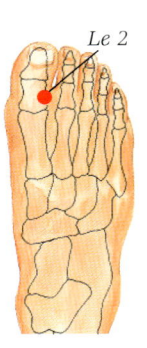

Le 2

Ätherische Öle
Pfefferminze

Wadenkrämpfe

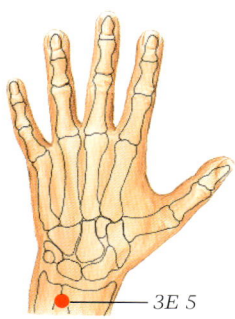

3E 5

➡ *Dreifacher-Erwärmer-Meridian, Punkt 5 (3E 5) – Äußerer Pass*
Lage: Auf der Oberseite des Unterarms, zwei Fingerbreit vom Handgelenk entfernt, in Richtung Ellbogen
➡ *Leber-Meridian, Punkt 2 (Le 2) – Reise dazwischen*
Lage: Am Fuß an der »Schwimmhaut« zwischen dem großen und dem zweiten Zeh

In Frage kommende Edelsteine
Amethyst, Heliotrop

Ätherische Öle
Rosmarin

Wechseljahrebeschwerden

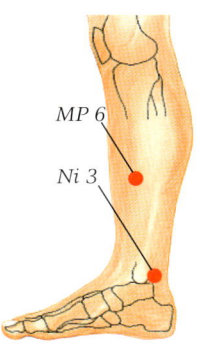

MP 6

Ni 3

➡ *Milz-Pankreas-Meridian, Punkt 6 (MP 6) – Zusammentreffen der drei Yin-Meridiane*
Lage: An der Innenseite des Unterschenkels, vier Fingerbreit über dem Fußknöchel
➡ *Leber-Meridian, Punkt 3 (Le 3) – Höchste Flut*
Lage: Zwischen den beiden Mittelfußknochen des großen und zweiten Zehs, einen Fingerbreit vom Zehgrundgelenk in Richtung Fußmitte
➡ *Blasen-Meridian, Punkt 23 (Bl 23) – Transportpunkt zu den Nieren*
Lage: Neben der Wirbelsäule zwischen dem zweiten und dritten Lendenwirbel (Illustration ➡ Seite 134)

Le 3

Gb 41

➡ *Nieren-Meridian, Punkt 1 (Ni 1) – Sprudelnder Quell*
Lage: Auf der Fußsohle in der Senke zwischen den
Ballen des großen und des kleinen Zehs

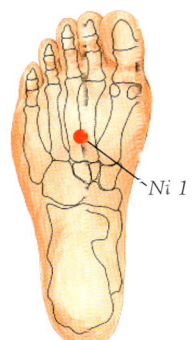

➡ *Nieren-Meridian, Punkt 3 (Ni 3)
– Großer Bach (➡ Seite 138)*
Lage: Auf der Innenseite des
Fußes, in der Mitte zwischen
Knöchel und Achillessehne

➡ *Gallenblasen-Meridian, Punkt
34 (Gb 34) – Quelle am Yang-Hügel*
Lage: An der Beinaußenseite, unterhalb des Knies, in der Vertiefung des Wadenbeinköpfchens

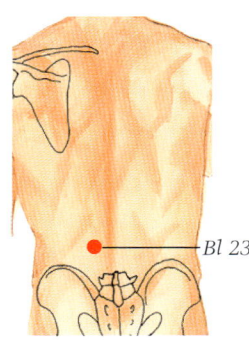

➡ *Gallenblasen-Meridian, Punkt 41
(Gb 41) – Über den Tränen (➡ Seite
138)*
Lage: Auf der Oberseite des
Fußes, zwischen den beiden Mittelfußknochen des kleinen und
des vierten Zehs, zwei Fingerbreit vom Grundgelenk in Richtung Knöchel

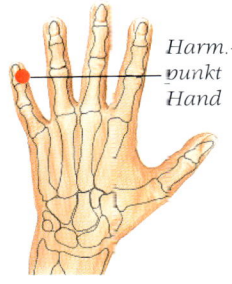

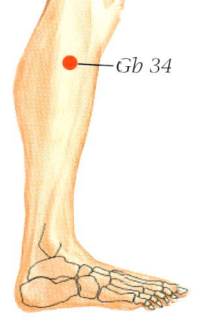

➡ *Konzeptionsgefäß, Punkt 4 (KG
4) – Tor der Ursprungsenergie*
Lage: Auf der Verbindungslinie
zwischen Schambein und Nabel, drei Fingerbreit
oberhalb des Schambeinrandes

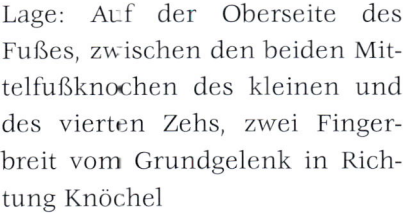

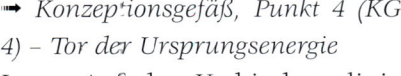

➡ *Konzeptionsgefäß, Punkt 6 (KG 6) – Meer des Qi*
Lage: Knapp unterhalb des Nabels, vier Fingerbreit
oberhalb des Schambeins

➡ *Harmonisierungspunkt Hand*
Lage: Am Nagel des kleinen Fingers, untere Ecke in
Richtung Ringfinger

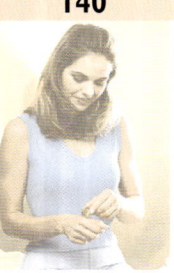

In Frage kommende Edelsteine

Amethyst, Bergkristall, Bernstein, Chalzedon, Diamant, Lapislazuli, Mondstein, Rubin

Zahnschmerzen

➥ *Dickdarm-Meridian, Punkt 4 (Di 4) – Verbindung mit dem Tal*
Lage: Der höchste Punkt der Muskelwölbung, die beim Pressen des Daumens an den Zeigefinger auf dem Handrücken entsteht
➥ *Magen-Meridian, Punkt 7 (Ma 7) – Xiaguan*

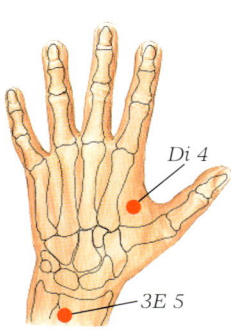

Lage: An der Außenseite der Wange zum Ohr hin in der Vertiefung des Kiefergelenks
➥ *Magen-Meridian, Punkt 44 (Ma 44) – Innenhof*
Lage: Auf der »Schwimmhaut« zwischen dem zweiten und dritten Zeh
➥ *Dreifacher-Erwärmer-Meridian, Punkt 5 (3E 5) – Äußerer Pass*
Lage: Auf der Oberseite des Unterarms, zwei Fingerbreit vom Handgelenk entfernt, in Richtung Ellbogen

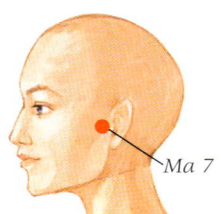

Ma 7

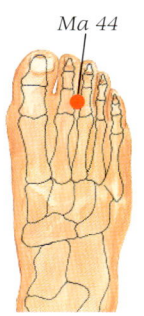

Ma 44

In Frage kommende Edelsteine

Bei Zahnfleischentzündung: Aquamarin, Beryll, Calcit, Diamant, Edeltopas, Karneol, Koralle, Malachit, Türkis
Bei Zahnschmerzen: Bernstein, blauer Calcit, Onyx, Perle, Rubin, Türkis, Zirkon

Ätherische Öle

Nelke

Impressum

Es ist nicht gestattet, Abbildungen und Texte dieses Buches zu digitalisieren, auf PCs oder CDs zu speichern oder auf PCs/Computern zu verändern oder einzeln oder zusammen mit anderen Bildvorlagen/Texten zu manipulieren, es sei denn mit schriftlicher Genehmigung des Verlages.

Sonderausgabe für den Midena Verlag, München
© 2001 Verlagsgruppe Weltbild GmbH, Augsburg
Alle Rechte vorbehalten

Redaktion: Annette Gillich, Ursula Klocker
Bildredaktion: Susanne Allende
Umschlaggestaltung: X-Design, München
Innenlayout: KL-Grafik Klaus Lutsch, München
Satz: Fischer's DTP-Studio, München
Reproduktion: kaltnermedia GmbH, Bobingen
Druck und Bindung: Offizin Andersen Nexö – ein Betrieb der INTERDRUCK Graphischer Großbetrieb GmbH, Leipzig

Gedruckt auf chlorfrei gebleichtem Papier

Printed in Germany

ISBN 3-310-00778-2

Die Autorin

Dorothea Zimmer ist Diplom-Psychologin mit Ausbildung in Körperbewusstsein - unter anderem Jin Shin Jyutsu, Yoga und Ernährung - und Gestalt-Therapie. Sie arbeitet als Therapeutin, Reiki-Meisterin, freie Journalistin und Buchautorin und schreibt über Selbstheilung und persönliches Wachstum durch Bewusstsein. Seit einigen Jahren lebt sie in der Nähe von Augsburg und leitet Kurse und Seminare.

Haftungsausschluss

Die Inhalte dieses Buches sind sorgfältig recherchiert und erarbeitet worden. Dennoch kann weder die Autorin noch der Verlag für die Angaben in diesem Buch eine Haftung übernehmen. Weiterhin erklären Autor und Verlag ausdrücklich, dass sie trotz sorgfältiger Auswahl keinerlei Einfluss auf die Gestaltung und die Inhalte der gelinkten Seiten haben. Deshalb distanzieren sich Verlag und Autor hiermit ausdrücklich von allen Inhalten aller Seiten und machen sich diese Inhalte nicht zu Eigen. Diese Erklärung gilt für alle in diesem Buch aufgeführten Links.

Bildnachweis

Alle Fotos: Inge Ofenstein, München
Haare und Make-up: Petra Wurdack, München
Accessores Bademantel und Handtücher: Bäder Obermaier, München, Maximiliansplatz 10

außer: akg-images Archiv für Kunst und Geschichte GmbH, Berlin: 34, 44; DAO-Verlag, Hamburg: 8; Getty Images Deutschland GmbH/stone, München: 10 (Correz); Mauritius Die Bildagentur GmbH, Mittenwald: 25 (Ley).

Alle Illustrationen: Studio für Illustration und Fotografie Sascha Wuillemet, München.

Wir danken dem Edelstein-Therapiezentrum Felicitas Rethwisch, 86859 Igling, Altbachweg 18, Telefon: 08248/7677, www.heilsteine-rethwisch.de, für die Leihgaben sämtlicher Steine mit Ausnahme der diesem Buch beigefügten acht Anhänger.

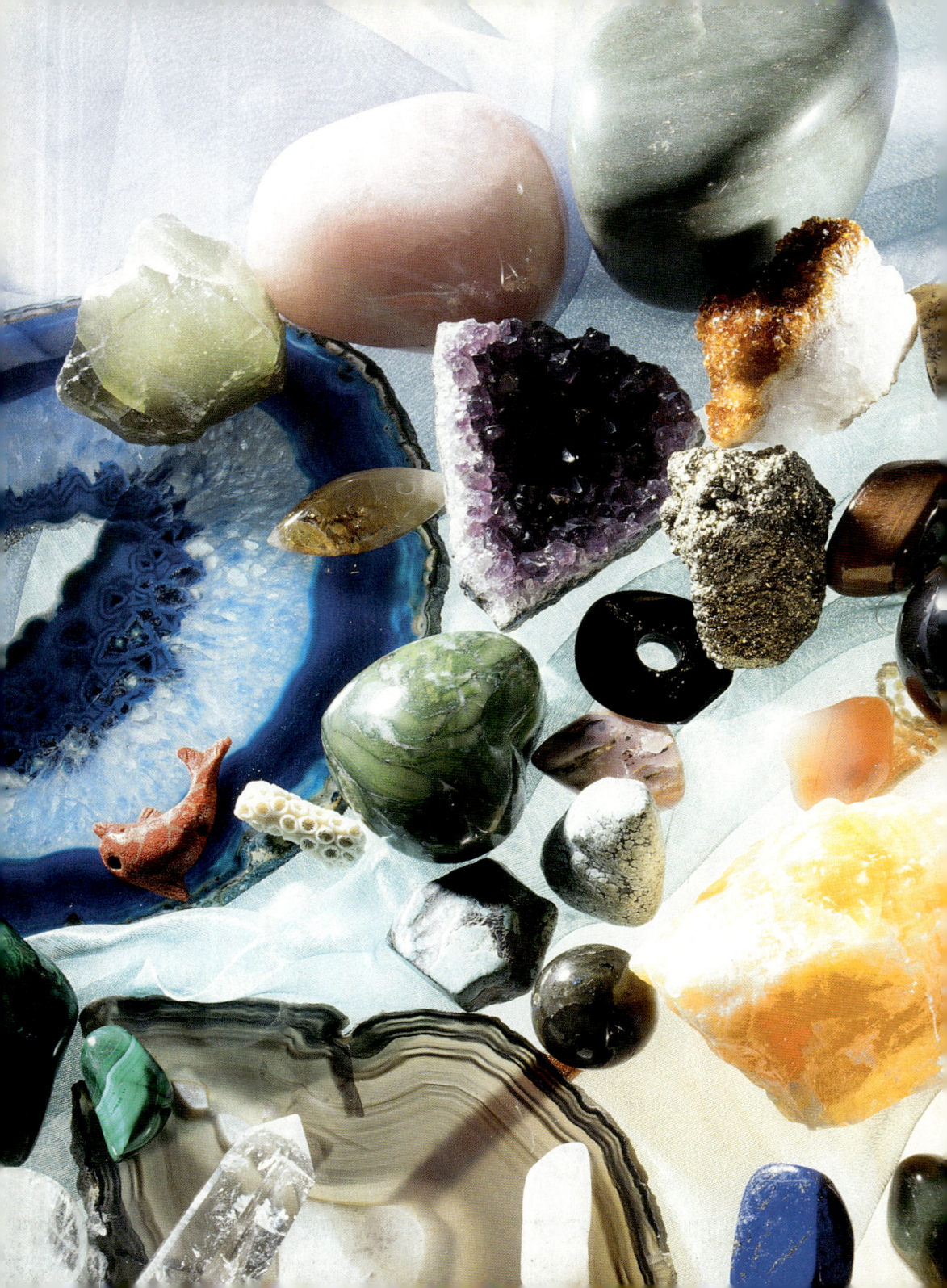